W0084585

Kinder, lasst die Pfunde purzeln!

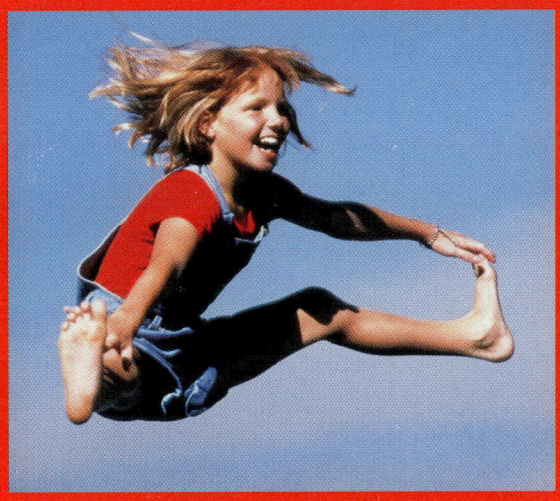

*Wie übergewichtige Kinder
schlank und fit werden*

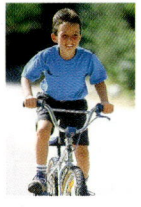

Inhalt

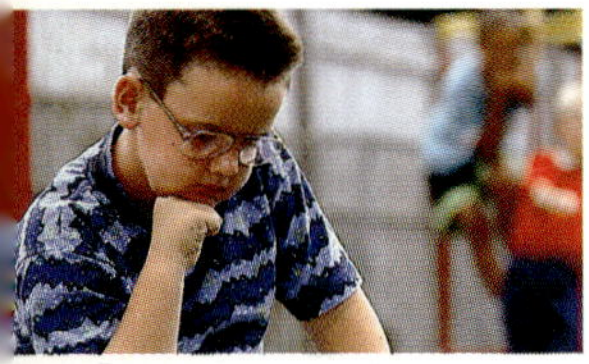

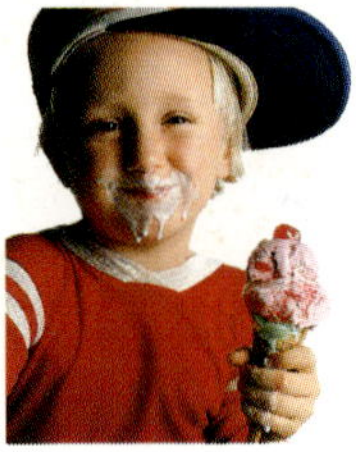

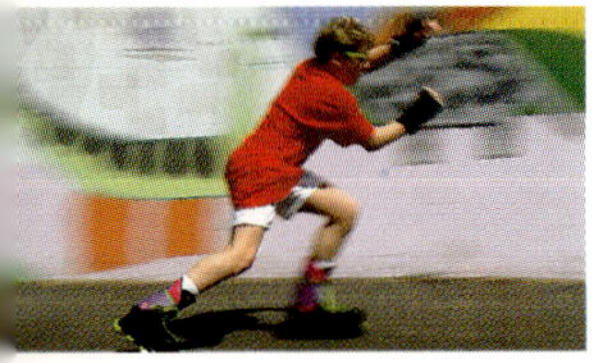

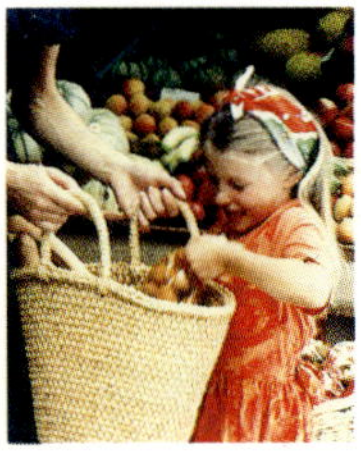

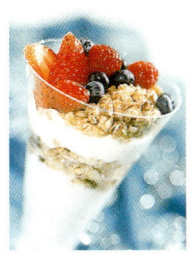

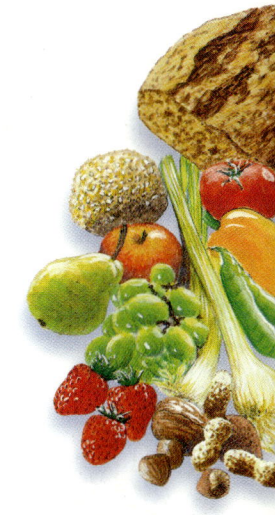

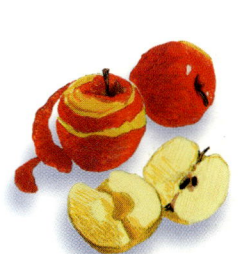

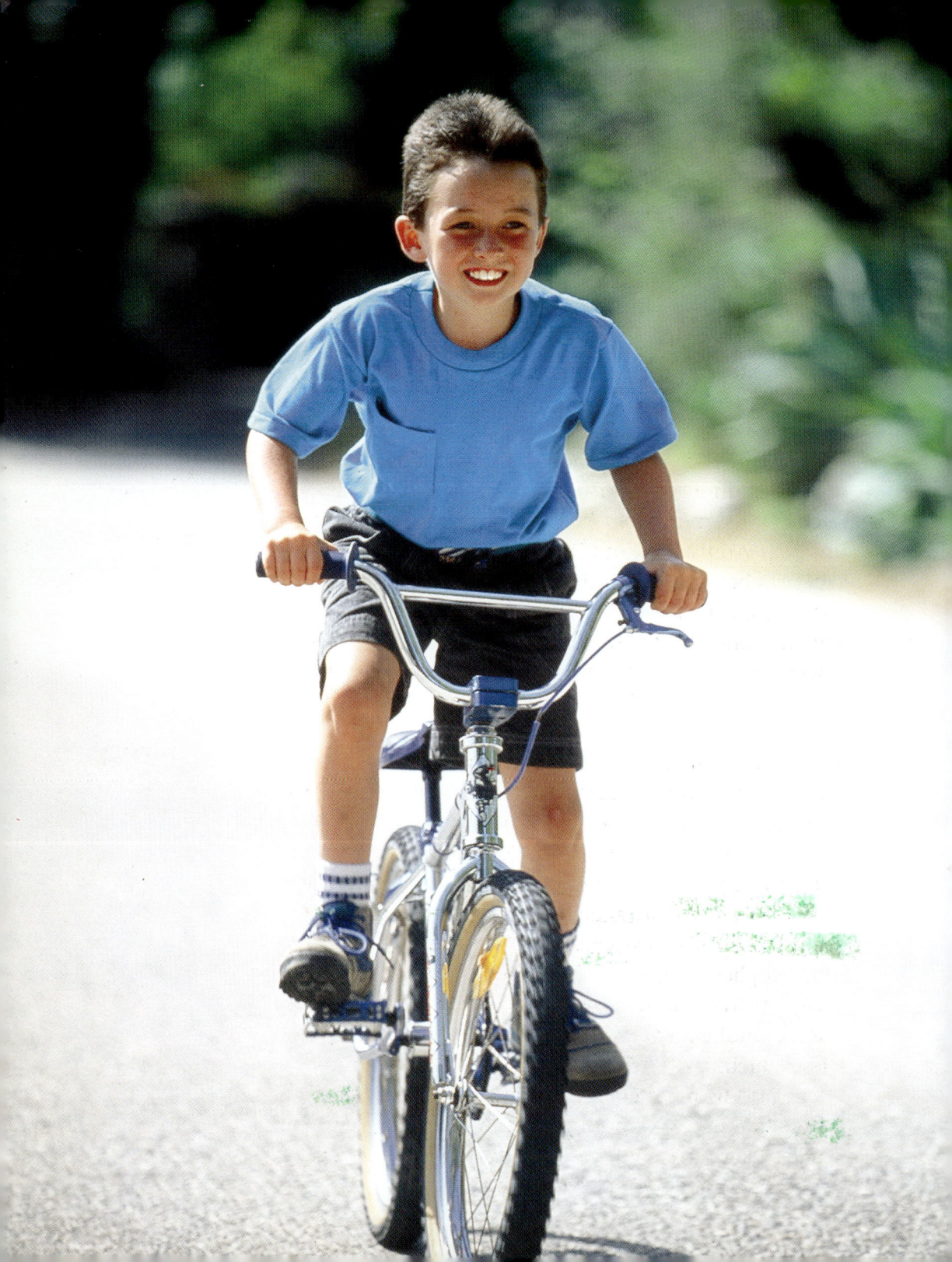

Tschüß, ihr Pfunde!

Zu einer gesunden körperlichen und geistigen Entwicklung im Kindesalter trägt in hohem Maße eine ausgewogene, bedarfsgerechte Ernährung bei. Die Nahrung sollte sowohl hinsichtlich der Menge (Energie) als auch der Zusammensetzung (Nährstoffe) dem Bedarf der jeweiligen Altersstufe optimal angepaßt sein. Jede Form der Fehlernährung – sowohl Mangel- bzw. Unterernährung als auch Überernährung – kann langfristig zu gesundheitlichen Störungen und Schäden führen. Leider ist diese wichtige Forderung nach einer vernünftigen Kinderernährung selbst in unserem Wohlstandsland längst nicht immer erfüllt. Trotz des bestehenden Nahrungsüberangebotes finden wir häufig eine Mangelsituation bei Vitaminen, Mineralstoffen und Spurenelementen, teilweise Untergewicht, sowie zunehmend auch schon bedenkliches Übergewicht bei Kindern.

Bei immer mehr Kindern läßt sich ein mehr oder weniger stark ausgeprägtes ernährungsbedingtes Übergewicht feststellen. Viele dieser Kinder werden einige Jahrzehnte später zu der großen Zahl von Erwachsenen gehören, die aufgrund ihrer überflüssigen Pfunde mit Stoffwechselstörungen, Bluthochdruck und Herz-Kreislauf-Erkrankungen zu kämpfen haben. Deshalb muß möglichst frühzeitig versucht werden, durch geeignete Maßnahmen das Kind in eine entwicklungs- und gesundheitsgerechte Gewichtszone zu bringen. Dieses Buch, gedacht als praktischer Leitfaden für Eltern und Betreuer übergewichtiger Kinder im Alter zwischen 6 und 16 Jahren, soll dazu beitragen, das Problembewußtsein zu wecken und Wege zur erfolgreichen Gewichtsnormalisierung aufzuzeigen.

Überflüssige Pfunde? Dieses Buch zeigt Wege zum gesunden Normalgewicht.

Dick und rund ist nicht gesund

Sitzen statt flitzen – so leben viele Kinder heute.

Viele unserer Kinder sind nicht so fit, wie sie es altersgemäß eigentlich sein könnten und sollten. Schuld daran ist oft ein überhöhtes Körpergewicht. Angefutterte Pfunde machen den Kindern das Leben „schwer". Sie essen zu viel, zu süß und zu fett. Hinzu kommt, daß viele Kinder durch das heutige Freizeitverhalten nicht gelernt haben, ihren Körper zu bewegen; statt Spiel und Sport bestimmen Fernseher und Computer den Nachmittag. „Sitzen statt Flitzen" zeichnet die Kids von heute aus - ein aus gesundheitlicher Sicht

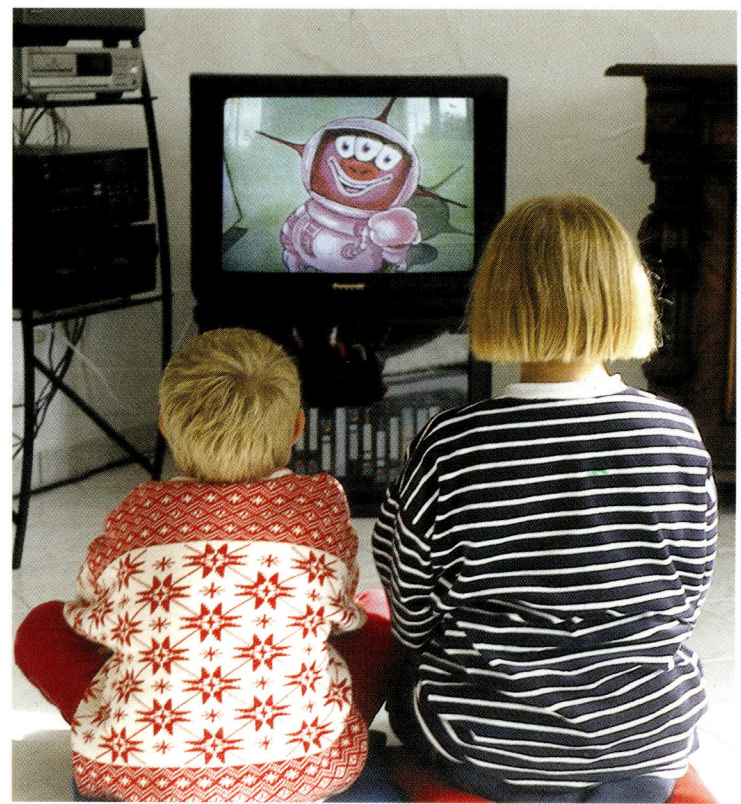

Fernseher und Computer – zweifelhaftes Vergnügen für viele Kinder

sehr zweifelhafter Trend. Zu wenig Bewegung und
falsches Eßverhalten führen zwangsläufig zu ernäh-
rungsbedingtem Übergewicht und mangelnder Fitness.

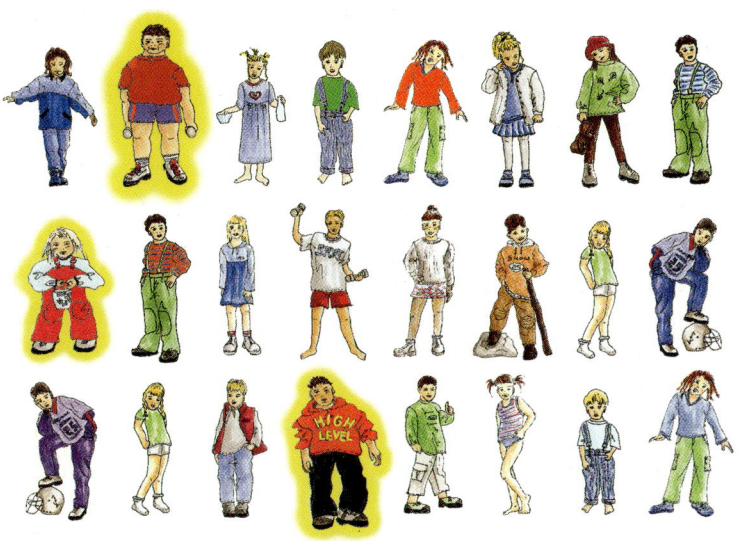

Jedes achte Kind zwischen 6 und 10 Jahren ist übergewichtig!

Aktuelle Untersuchungen bei Schulkindern zeigen
alarmierende Ergebnisse: Jedes 8. Kind zwischen 6
und 10 Jahren ist in Deutschland deutlich übergewichtig! Bei einem großen Teil ist das Übergewicht
sogar bereits stark ausgeprägt, Großstadtkinder sind
im Durchschnitt pummeliger als ihre Altersgenossen
im ländlicheren Bereich. Bei der Einschulung wiegt
bereits fast jedes vierte Kind mehr als es sollte.

Die Hoffnung vieler Eltern, das Übergewicht ihrer
Kinder würde sich mit der Zeit „auswachsen", ist –
ohne entsprechende Maßnahmen – leider falsch.

Dicke Kinder werden dicke Erwachsene. Und sind die Risiko-patienten von morgen.

Es zeigt sich nämlich, daß 40 % der übergewichtigen Kinder und etwa 80 % der übergewichtigen Jugendlichen auch „dicke" Erwachsene werden. Dicke Kinder von heute sind also die Risikopatienten von morgen. Um dies zu verhindern, muß mit Vorbeugung (Prävention) und geeigneten Maßnahmen bei bereits bestehendem überhöhten Körpergewicht so früh wie möglich begonnen werden. Das Gesundheitsbewußtsein der Kinder und ihrer Familien muß frühzeitig geweckt werden, denn auch hier gilt: Was Hänschen nicht lernt, lernt Hans nimmermehr!

Dicke Kinder stehen häufig im Abseits

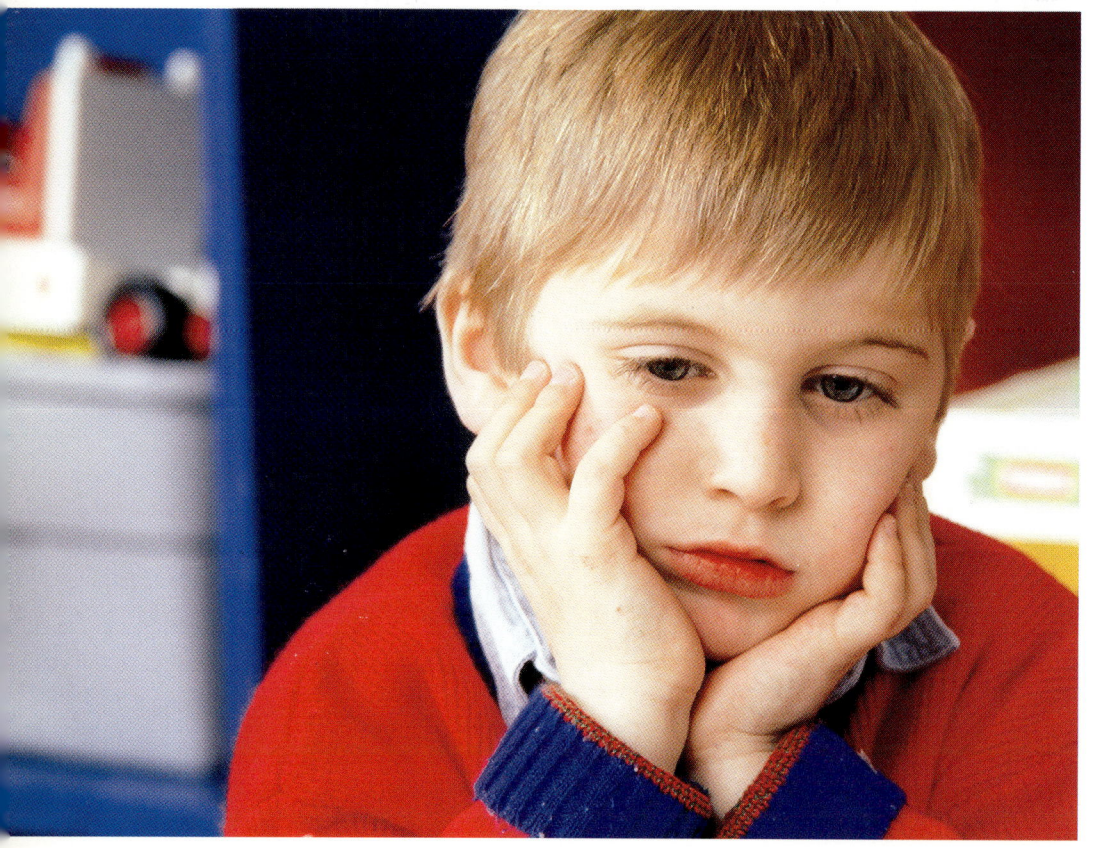

Dicke Kinder haben es schwer

Dicke Kinder müssen nicht nur viele Hänseleien ertragen, sie sind auch „auf dem besten Weg" zu schweren körperlichen Schäden und Krankheiten. Sie haben es in vieler Weise wahrlich „schwerer" als ihre schlanken Altersgenossen, denn im Vergleich zu ihnen laufen sie ständig mit einem oft sehr schweren Rucksack durchs Leben.

So nämlich muß man sich das vorstellen: Während Peter unbeschwert laufen und springen kann, ist der übergewichtige Tom bei allem was er tut mit einem beispielsweise 10 kg schweren „Gepäckstück", nämlich seinen überflüssigen Pfunden, belastet. Klar, daß er so mit Peter nicht mithalten kann. Dieses „Übergepäck" kann längerfristig bei Tom zu seelischen und körperlichen Mißempfindungen, später zu Krankheiten führen.

Zehn Kilo Übergewicht sind ein schweres Gepäckstück!

INFO

Mögliche Folgen eines deutlichen Übergewichts:

Knie- und Hüftgelenksschäden

Platt- und Knickfüße

Verformung der Beine

Durch weniger Beweglichkeit und herabgesetzte Reaktionsfähigkeit: Erhöhte Verletzungs- und Unfallgefahr

Schäden an Gelenken, Wirbelsäule, Sehnen

Stoffwechselstörungen

Höhere Belastung von Herz und Kreislauf

Dem Körper drohen viele Gefahren

Der Körper Heranwachsender befindet sich noch in seiner Aufbau- und Entwicklungsphase und hat somit noch nicht seine volle Stabilität erreicht. Deutliches

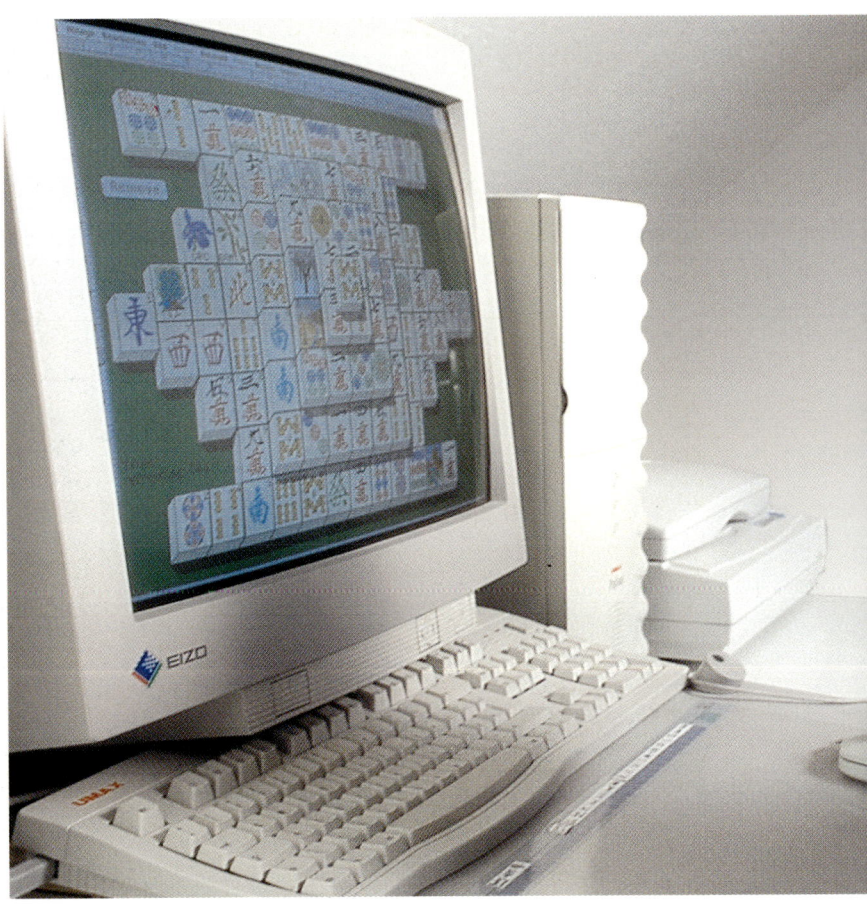

Übergewicht (mehr als 15% über Sollgewicht) stellt eine gewaltige zusätzliche Belastung für den noch nicht voll verknöcherten Halte- und Bewegungsapparat von Kindern dar. Die Entstehung von Knie- und Hüftgelenksschäden, Platt- und Knickfüßen sowie Verformungen der Beine ist deshalb bei zu schweren Kindern häufiger. Darüber hinaus beeinträchtigt Übergewicht natürlich die Beweglichkeit und Schnelligkeit bzw. Reakti-

Laufen und springen? Für dicke Kinder oft zu anstrengend!

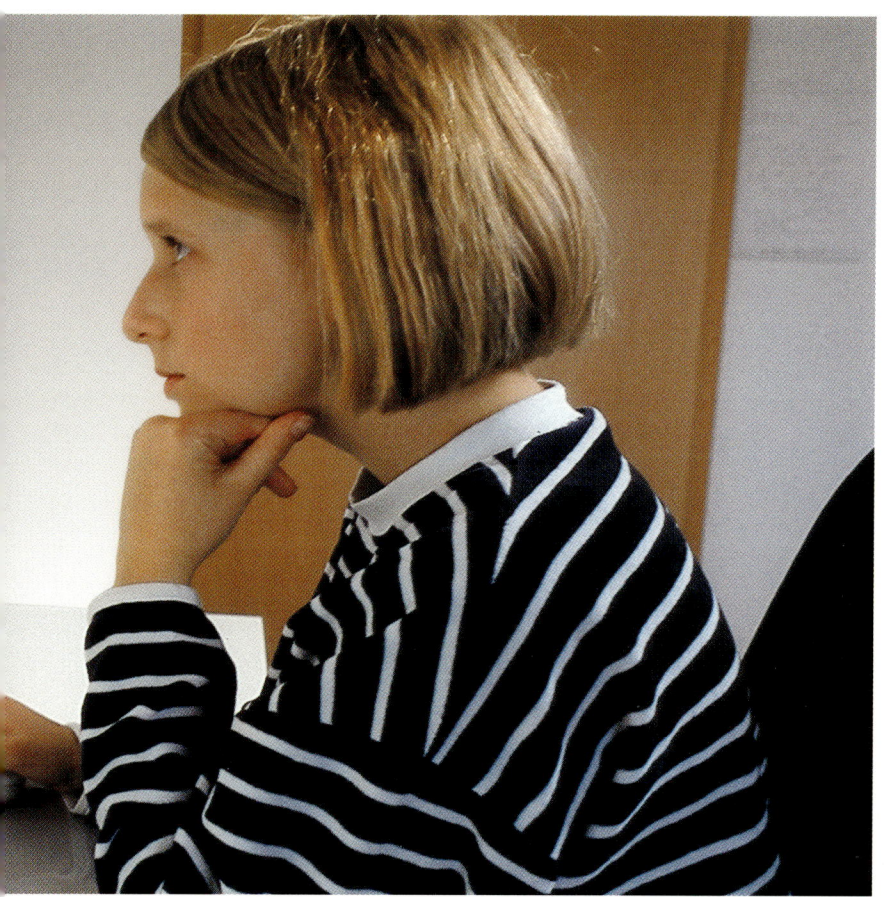

Umgang mit dem Computer ja, aber immer an ausgleichende Bewegung denken

onsfähigkeit der Kinder, so daß sie aufgrund ihres hohen, schwer zu beherrschenden Gewichts einer erhöhten Verletzungs- und Unfallgefahr ausgesetzt sind. Hierdurch und durch ständige Überlastung sind häufig schon früh Schäden an Gelenken, Wirbelsäule oder Sehnen festzustellen. Auch die inneren Organe sind durch Übergewicht verstärkt belastet, so daß bereits früh schon Schäden an Herz, Gefäßen und Leber festzustellen sind. Stoffwechselstörungen, die sich z.B. in zu hohen Blutzucker-, Cholesterin-, Triglycerid- und Harnsäurewerten ausdrücken, sowie Bluthochdruck können die frühe Folge von Übergewicht im Kindesalter sein. Denn das überflüssige Fettpolster muß natürlich auch mit Blut versorgt werden, wodurch Herz und Kreislauf zusätzlich belastet werden.

Schnell aus der Puste? Kein Wunder!

Dicke Kinder kommen daher schon bei geringen körperlichen Anstrengungen rasch „aus der Puste". Sie sind körperlich weniger leistungsfähig als schlanke Kinder. Auch wirkt sich Übergewicht natürlich negativ auf die Bewegungsbereitschaft der Kinder aus, es ist für sie weitaus anstrengender zu laufen und zu springen als für ihre schlanken Altersgenossen. Sie verspüren also wenig Lust an Bewegung und Ausgleichsport und nehmen sich dadurch eine wichtige Möglichkeit, gegen ihr Übergewicht anzukämpfen und ihren Körper fit zu machen.

Schäden, die bereits spürbar oder auch noch unentdeckt in jungen Jahren durch Übergewicht gesetzt werden, wirken sich spätestens im Erwachsenenalter aus, z.B. bei Knie- und Hüftgelenken (Arthrose), oder auch im verstärkten Arterioskleroserisiko. Besonders gefährlich ist dies, wenn man bedenkt, daß in der westlichen Welt die Herz-Kreislauf-Erkrankungen nach wie vor die Todesursache Nr. 1 darstellen. Falsche und übermäßige Ernährung sowie Bewegungsmangel sind daran sicher mit schuldig.

Auswirkungen auf die Psyche

Auch im seelischen Bereich kann Übergewicht bei Kindern schnell zu einem schwerwiegenden Handikap werden. Man denke besonders die Qualen, denen ein dickes Kind durch das Verhalten seiner Spiel- und Schulkameraden ausgesetzt ist, wenn es wegen seiner Unförmigkeit, Trägheit und oft Lustlo-

Hänseleien und hämische Spitznamen – eine Qual für die Seele.

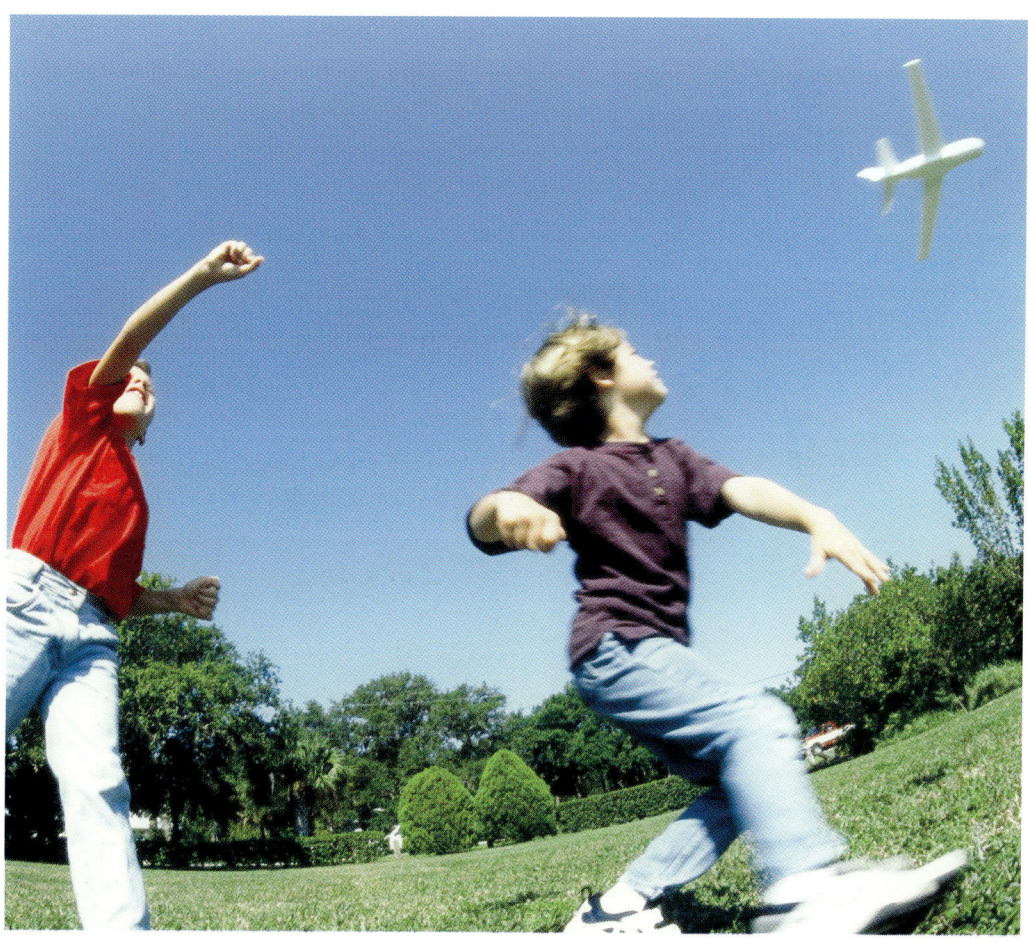

Von Laufspielen im Freien sind dicke Kinder meist ausgeschlossen

sigkeit gehänselt wird. "Lahme Ente", „Mops", „Elefantenbaby" und noch schlimmer sind die Bezeichnung für die einst noch niedlichen „Pummelchen", die jetzt durch ihr Übergewicht aber stark belastet sind.

Süßigkeiten und Knabbereien – ein fragwürdiger Trost.

Kinder können grausam sein und nehmen kein Blatt vor den Mund. Wenn jemand beim Spielen/ Sport statt zu flitzen und zu springen schleicht und plumpst, dann bleiben hämische Spitznamen nicht aus. Wer in Spiel und Sport nicht mithalten kann, wird von den Altersgenossen einfach beiseite geschoben. Dicke Kinder kommen deshalb häufig frühzeitig in eine Isolierung. Kontaktschwierigkeiten und psychische Störungen sind dann später nicht selten die unausbleibliche Folge. Die Mißachtung seiner Spielkameraden und deren tief verletzenden Beleidigungen verführen das dicke Kind leicht dazu, sich dieser Konfrontation zu entziehen und sich auch seinerseits bewußt aus der Gemeinschaft zurückzuziehen. Da die anderen sowieso nichts mit ihm zu tun haben wollen, setzt es sich still in sein Zimmer, liest oder sieht fern und stopft dort nebenbei aus Frust und Langeweile oft Unmengen von Süßigkeiten, Knabbereien und Wurstbroten in sich hinein. Denn Essen macht im ersten Moment satt und zufrieden - und wenn Zufriedenheit nicht durch Anerkennung und Akzeptiertwerden von der Umgebung erlangt werden kann, dann versucht so manches dicke Kind, sich dieses Gefühl selbst durch genüßliches Essen zu verschaffen. Damit ist aber dann der Teufelskreis geschlossen, denn um abzunehmen, und damit das Problem zu lösen, müßte das Kind sich mehr bewegen und weniger essen – doch genau das Gegenteil tut es!

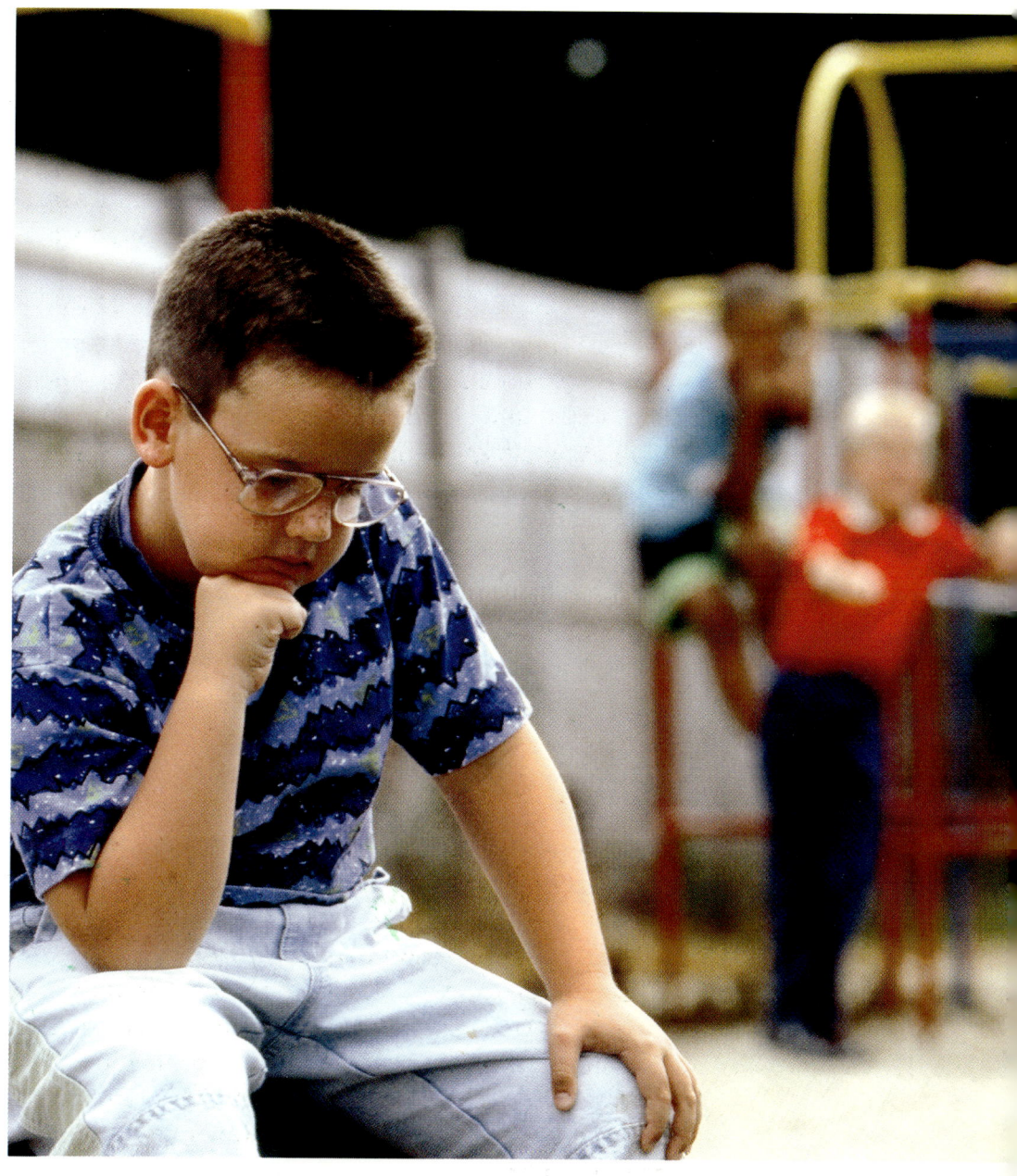

Dicke Kinder leiden unter Hänseleien, ziehen sich zurück und geraten so in eine gefährliche Isolierung

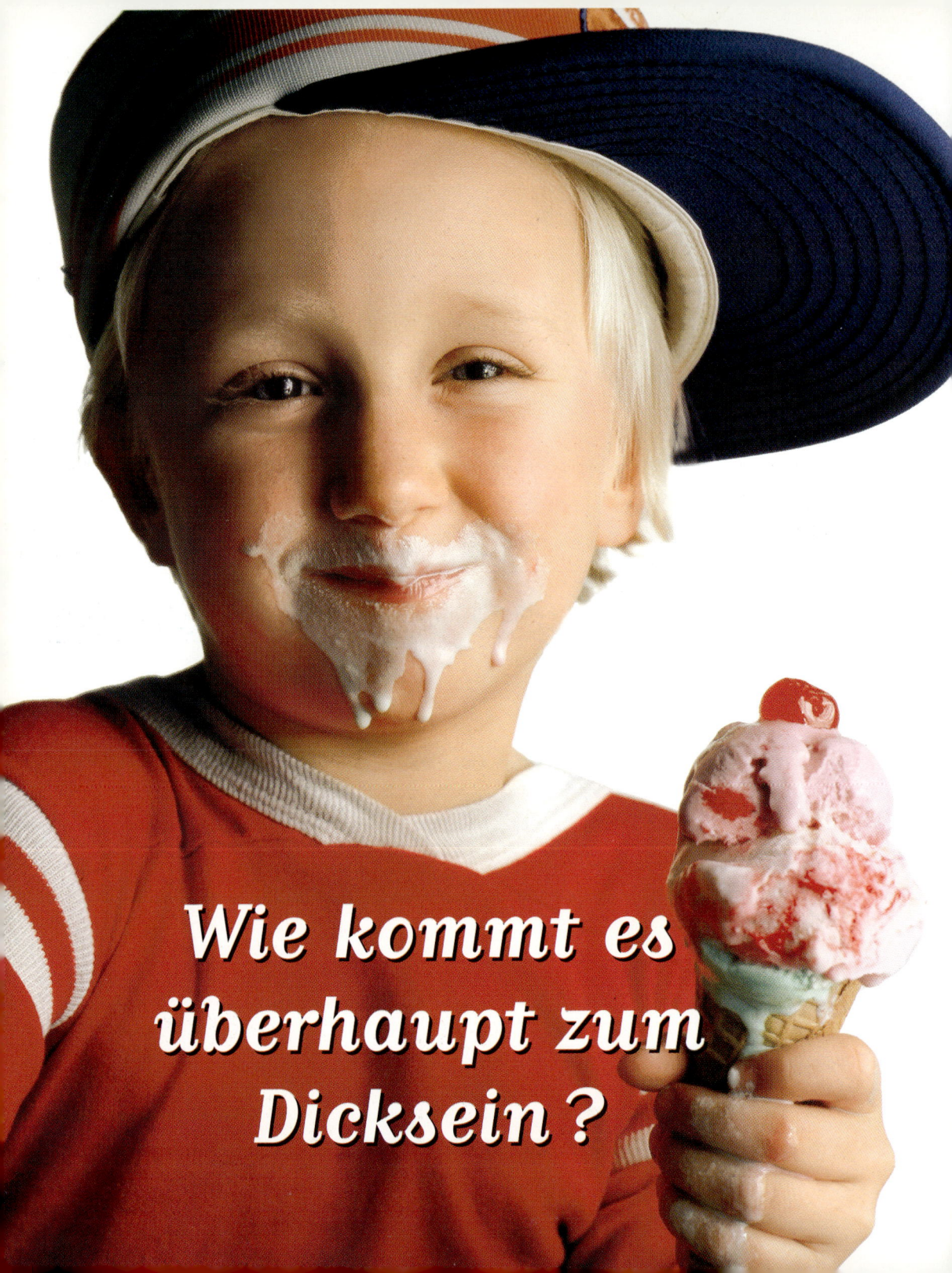

Wie kommt es
überhaupt zum
Dicksein?

Wie kommt es überhaupt zum Übergewicht?

Die Ursachen von Übergewicht und Adipositas sind sehr vielschichtig, außerdem individuell zum Teil sehr verschieden. Übergewicht im Kindesalter ist nur in den seltensten Fällen krankheitsbedingt, es entsteht bei nur circa 1% aller Fälle durch hormonelle Störungen, wie etwa Schilddrüsenveränderungen, Störungen im Bereich der Sexualhormone oder des Nebennierenrindenhormons. In der Regel ist ein falsches Eßverhalten, verbunden mit mangelnder körperlicher Aktivität, für die überflüssigen Fettpolster verantwortlich. Hinzu kommen kann eine gewisse erbliche Vorbelastung.

Nur bei einem von hundert Kindern sind die Hormone schuld!

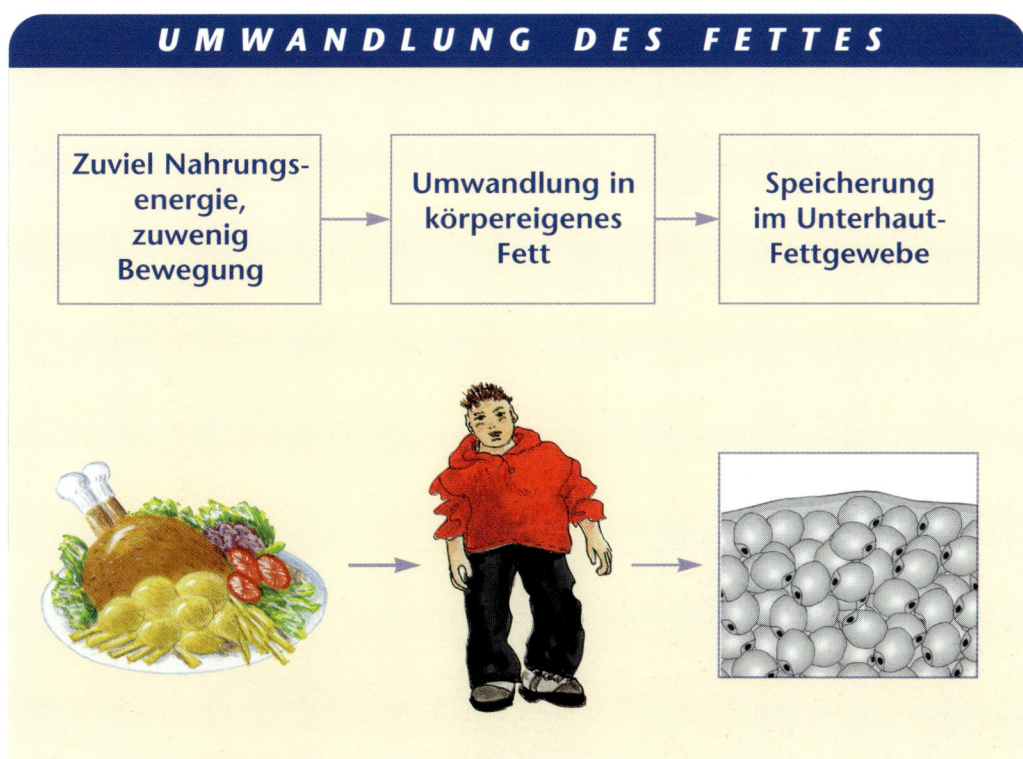

UMWANDLUNG DES FETTES

Zuviel Nahrungsenergie, zuwenig Bewegung → Umwandlung in körpereigenes Fett → Speicherung im Unterhaut-Fettgewebe

Ungleichgewicht zwischen Energiezufuhr und Energieverbrauch

Das Kind muß kein Vielfraß sein, um "Rettungsringe" zu bekommen.

Rein mathematisch führt also ein Bilanzproblem zum Übergewicht, nämlich das Mißverhältnis von zugeführter Energie über Nahrung und Getränke und verbrauchter Energie durch körperliche Bewegung. Das übergewichtige Kind hat über längere Zeit mehr Energie aufgenommen als verbraucht, also mehr gegessen und getrunken, als es benötigt hat. Die durch dieses Ungleichgewicht zuviel zugeführte, überschüssige Nahrungsenergie wurde vom Organismus in körpereigenes Fett umgewandelt und im Unterhautfettgewebe gespeichert. Leichte Fetteinlagerungen werden anfangs noch kaum wahrgenommen,

Lecker und süß. Aber das Maß muss stimmen!

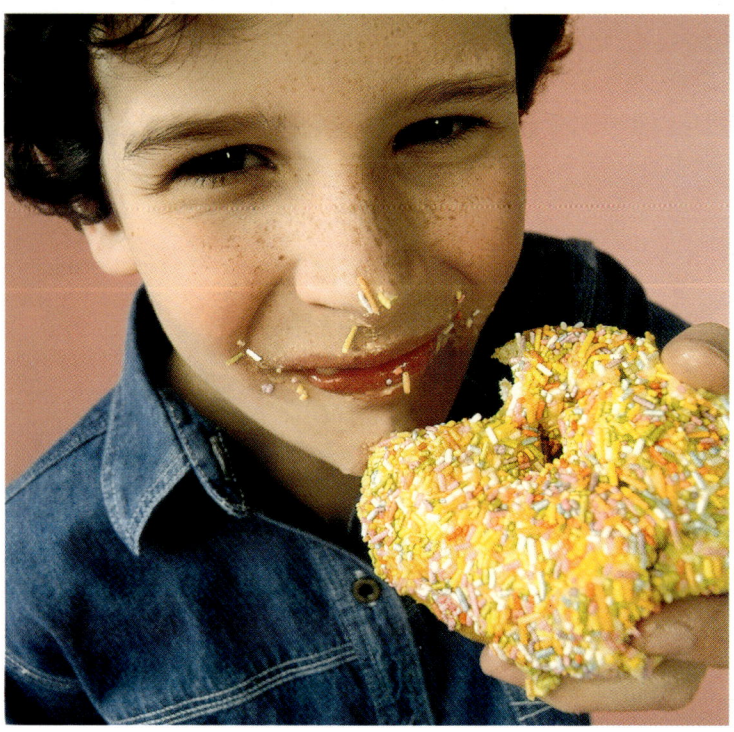

bei länger anhaltender und ausgeprägter Überernährung bilden sich jedoch zum Teil sehr deutliche
"Speckfalten" und "Rettungsringe". Die Ursache liegt
in einer ständigen Überernährung. Dabei reicht es
schon, wenn das Kind über längere Zeit täglich nur
ein paar hundert Kalorien zuviel zu sich genommen
hat, es muß also kein ausgesprochener "Vielfraß"
sein.

Man kann sich diese Energiebilanz wie eine Wippe
vorstellen. Ist die Wippe im Gleichgewicht, wird das
Körpergewicht konstant gehalten. In dieser Situation
ist der Energieverbrauch für die Aufrechterhaltung der
Körperfunktionen, für Wachstum sowie Bewegung,
Sport und Spiel genau gedeckt durch die dafür
benötigte Energieaufnahme durch Essen und Trinken.

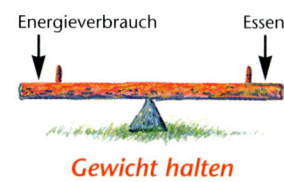

Gewicht halten

Wenn die Energiezufuhr jedoch längere Zeit größer
ist als der Energieverbrauch, neigt sich die Wippe,
denn der Körper speichert das Zuviel an Energie, er
wird schwerer durch vermehrte Bildung von Körper-
fett. Ist diese Situation gegeben, nimmt das Kind zu,
es entsteht Übergewicht.

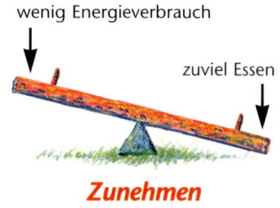

Zunehmen

Wenn der Energieverbrauch jedoch langfristig größer
ist als die Energiezufuhr, das Kind also weniger ißt
und trinkt als es tatsächlich verbraucht, neigt sich
die Wippe zur anderen Seite, das Kind nimmt ab.
Diese Situation liegt z.B. bei einer Reduktionsdiät
oder bei starker körperlicher Betätigung (z.B. Sport)
und gleichzeitig konstanter oder reduzierter
Nahrungszufuhr vor. Der Körper nimmt zur Vollbrin-
gung der Leistung die fehlende Energie aus seinen

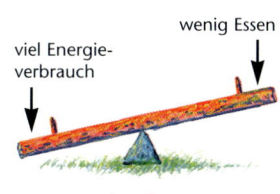

Abnehmen

Fettspeichern, die sich dadurch wünschenswert leeren. Das Kind wird schlanker. Um 1 kg echtes Fettgewebe abzubauen, müssen etwa 7000 kcal eingespart werden.

Falsches Ernährungsverhalten wird frühzeitig geprägt

Das Baby schreit? Schnell ein Fläschchen her!

Oft beginnt die Programmierung der kindlichen Fettsucht bereits im Säuglingsalter, wenn dem Kind als Antwort auf jedes Schreien (egal, ob aus Hunger, weil die Windel naß ist oder es Zuwendung braucht) sofort das Fläschchen gegeben wird. Das Kind wird dadurch ruhig und schläft ein. Später dann wird das Kind mit Süßigkeiten oder Geld vertröstet, wenn die Eltern keine Zeit (oder Lust!) haben, sich mit ihm zu beschäftigen. Auf diese Weise wird dem Kind systematisch der Mund gestopft (im wahrsten Sinne des Wortes), dabei möchte es eigentlich gar nichts essen, sondern Liebe, Zuwendung und Wärme. Wenn ihm dieser Wunsch jedoch versagt wird, stellen Schleckereien einen willkommenen Ersatz da.

Das Kind lernt: Probleme lassen sich durch Essen mildern.

So lernt das Kind im Laufe seiner Entwicklung, daß Probleme oft durch Essen gemildert werden können – und diese Gewohnheit verfestigt sich für spätere Zeiten. Wenn die Schulkameraden es beim Spielen nicht dabei haben wollen, dann geht so manches dicke Kind eben in sein gegen Hänseleien abgeschirmtes Zimmer und tut das, was es meistens macht, wenn es Probleme hat: Es ißt!

Ähnlich reagiert das Kind später oft auch bei zu hohem Leistungsdruck und Schulstreß, bei Frust und

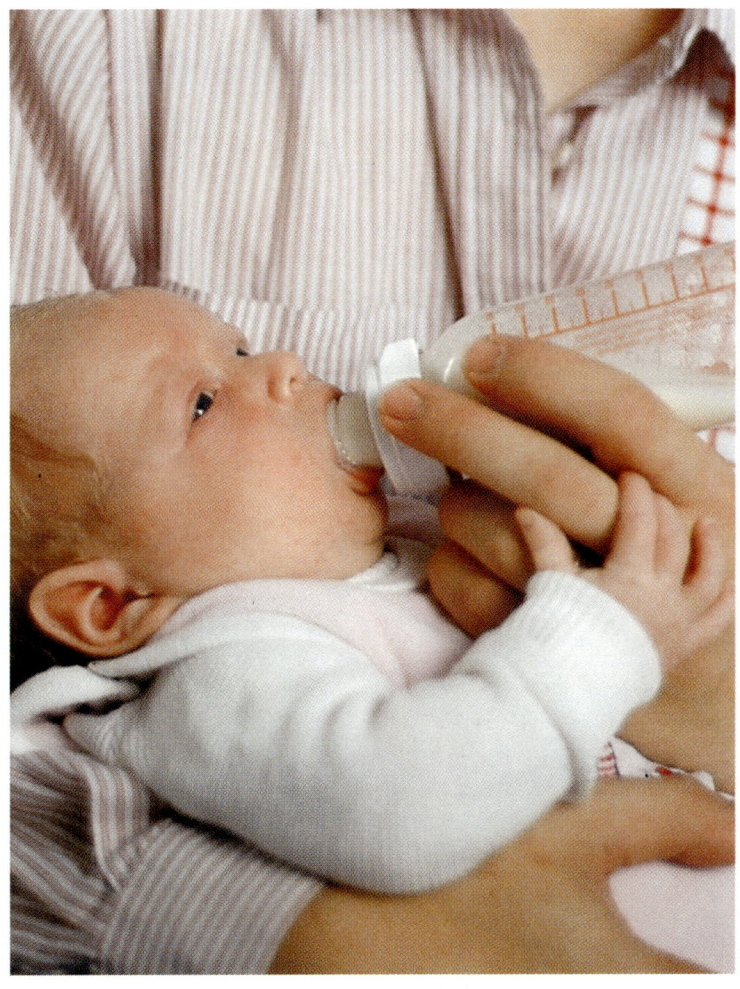

Wenn der Säugling schreit, ist das Fläschchen nicht weit

Ängsten (z.B. Scheidung oder Tod) und anderen psychischen Problemen bzw. Konflikten, die durch das Umfeld entstehen können. Dadurch verschafft es sich für eine gewisse Zeit Wohlbefinden und innere Zufriedenheit. Es gleicht sein Unwohlsein durch Genuß von Nahrungsmitteln und Getränken aus, gerät auf Dauer jedoch in einen Teufelskreis.

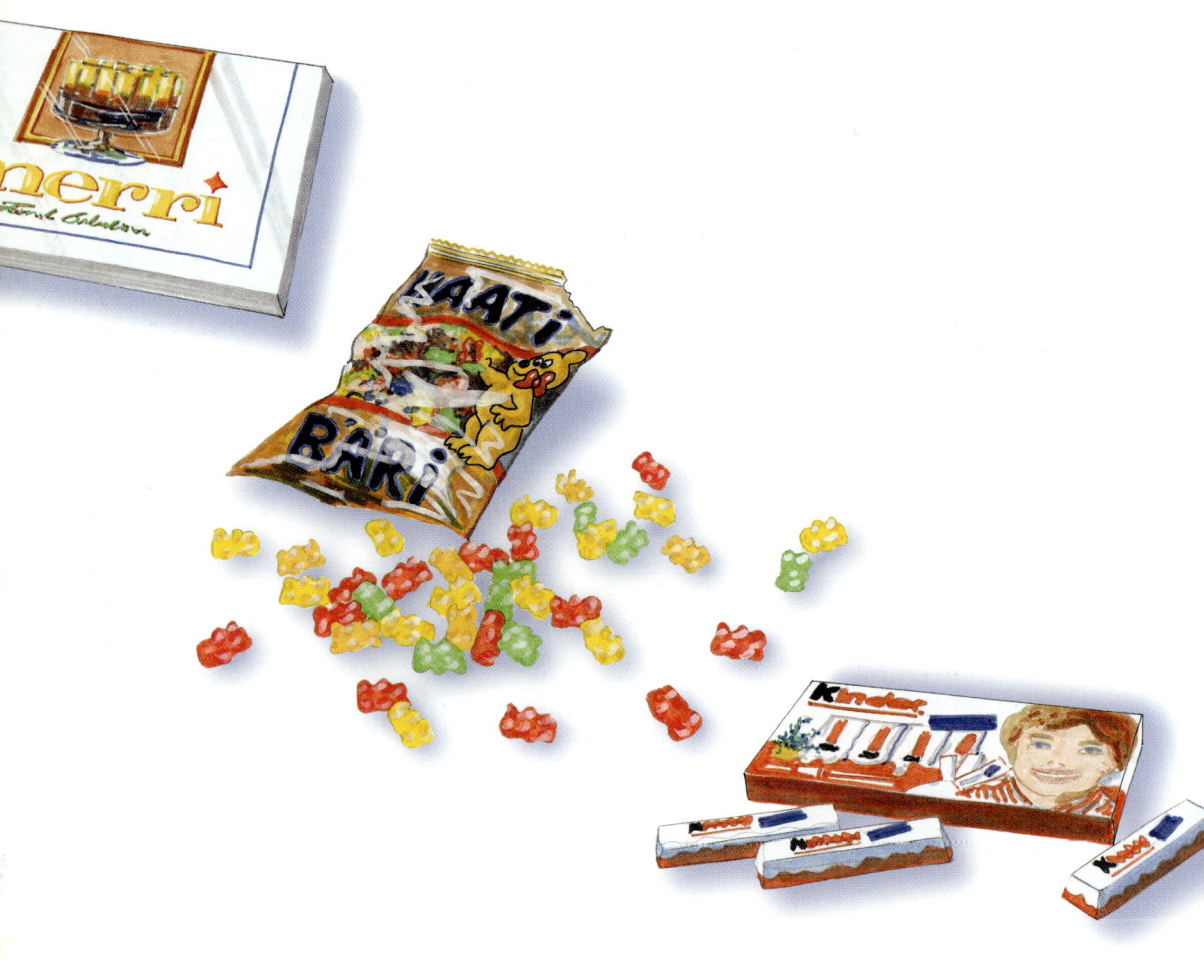

Viele "Fresser" werden nicht geboren, sondern erzogen.

Auch überholte Erziehungsmethoden (Beispiel: "Der Teller muß leer gegessen werden, sonst bekommst Du keinen Nachtisch"), und falsche, zu energiereiche Ernährungsgewohnheiten in der Familie können zum Übergewicht von Kindern beitragen. Viele übergewichtige Kinder kommen aus Familien, in denen mindestens ein Elternteil ebenfalls übergewichtig ist. Das traditionelle (ungesunde) Ernährungsmuster der Eltern überträgt sich leider oft automatisch auf das

Kind. ==Viele „Fresser" werden also nicht geboren, sondern erzogen.== Das Vorbild der Eltern und Familie prägt das Eßverhalten der Kinder. Wer morgens nur eine Tasse Kaffee im Stehen herunter schüttet, sich mittags an der Würstchenbude versorgt und abends vor dem Fernseher eine üppige Mahlzeit mit reichlich Alkohol und anschließenden Naschereien genießt, der braucht sich über ebenfalls fehlernährte Sprößlinge nicht zu wundern.

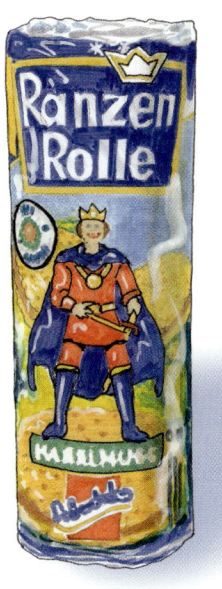

Essen wird außerdem leider immer noch viel zu oft als Erziehungsmittel eingesetzt; Strafe, Trost oder Belohnung finden häufig Ausdruck im Entzug oder in zusätzlicher Gabe von Nahrungsmitteln, meistens Süßigkeiten und Leckereien. Auch die lieb gemeinten, eßbaren Mitbringsel von Freunden und Verwandten können zum Übergewicht unserer Kinder beitragen. Mit ein wenig Überlegung findet man sicher eine Vielzahl von anderen kleinen Gaben, die sich nicht „als Speckpölsterchen" niederlassen, die Zähne der Kinder schonen und sie vielleicht sogar zu mehr Bewegung animieren.

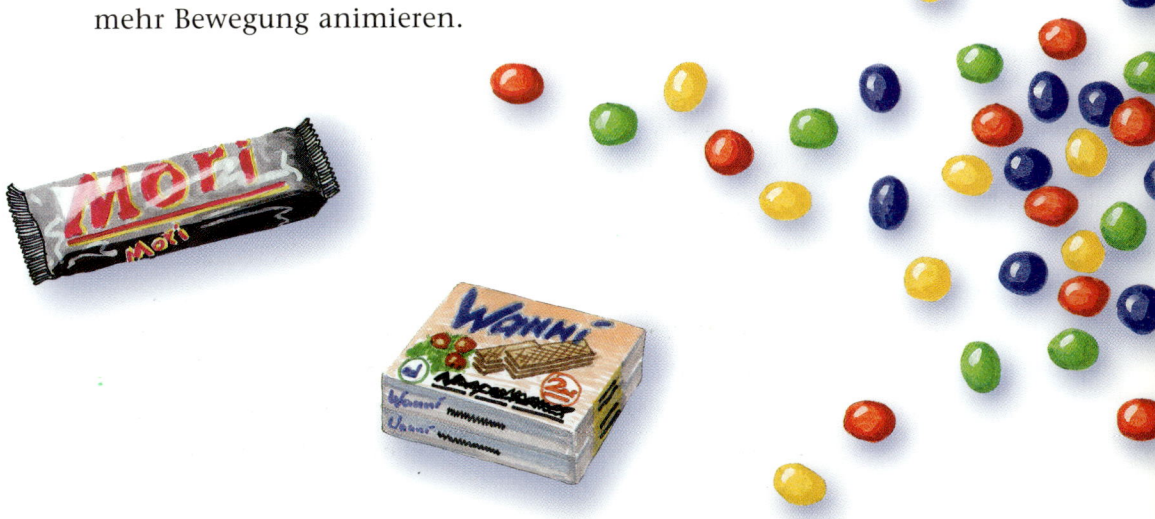

Was machen dicke Kinder anders als dünne Kinder?

Manche Kinder sind einfach gute "Futterverwerter". Oder sie naschen heimlich.

Nicht alle dicken Kinder wirken auf ihre Umgebung wie ein ausgesprochener "Vielfraß". Oft essen und trinken sie tatsächlich nicht mehr als ihre schlanken Spielkameraden, haben jedoch einen niedrigeren individuellen Bedarf, so daß sie auch bei "normalen" Portionen dick werden ("gute Futterverwerter"). Es kommt auch vor, daß dicke Kinder bei den Mahlzeiten normale Portionen zu sich nehmen, aber durch heimliches Naschen und Zwischendurchessen übermäßig viele Kalorien zuführen, ohne daß die Umgebung es zunächst merkt.

Übergewichtige Kinder haben oft ein anderes „Eßtempo" als dünne. Während hungrige schlanke Kinder zu Beginn der Mahlzeit schnell essen und mit zunehmender Sättigung ihr Tempo verlangsamen, essen dicke Kinder in einem gleichmäßigen, oft zu schnellen Tempo, gleichgültig, ob die Sättigung schon spürbar ist oder nicht. Dadurch erhöht sich automatisch die aufgenommene Nahrungsmenge. Häufig findet man bei überernährten Kindern natürlich auch das vermeintlich typische Verhalten von Dicken: Sie haben einen deutlich sichtbaren, hohen Süßigkeitenkonsum, man sieht sie ständig etwas Zwischendurchessen oder -trinken, vor allem kalorienreiche süße Limonaden und Colagetränke. Das Taschengeld wird bevorzugt für Essen und Trinken ausgegeben, oft bei einer sehr ungesunden Nahrungsauswahl: zu salzig (Chips, Salzgebäck, Pommes frites), zu süß (Schokolade, Bonbons, Softdrinks) und zu fett (Pizza,

Currywurst, Mayonnaise, Fettgebackenes).
Auch Fast Food nimmt einen hohen Stellen-
wert ein. Gesunde vitaminreiche Nahrungsmittel (Obst, Salat, Gemüse) kommen dagegen im Speiseplan zu kurz.

In ihrer Freizeit sitzen und liegen übergewichtige Kinder häufig nur herum, sind
träge und bewegungsfaul und haben wenig
körperlichen Ausgleich beim Sport und/oder
Spiel an der frischen Luft. Sie halten sich lieber im
Zimmer auf, wo sie lesen, Musik hören, fernsehen oder
sich mit Video- und Computerspielen die Zeit vertreiben. Dabei ist dann meist auch genügend Kalorienrei-
ches zum Naschen und Trinken greifbar, die Werbung
ermuntert ja geschickt inzwischen sogar schon in der
Kinderstunde.

Besonders ausgeprägt ist dieses Verhalten, wenn die
Kinder viel allein zuhause sind und kaum Ansprache
oder Abwechslung haben. Wissenschaftliche Untersuchungen zeigen, daß das Ausmaß kindlichen Übergewichts deutlich zugenommen hat, seit in jedem
Haushalt Fernseher und Videogerät, inzwischen
auch Computer, vorhanden sind. Der moder-
ne Lebensstil fordert also auch hier seinen
Tribut. Natürlich sind nicht nur übergewichtige Kinder von zuviel Medienkon-
sum und passiver Freizeitgestaltung
betroffen. Dieses Verhalten ist auch bei
schlanken Kindern anzutreffen. Bei dicken
Kindern zeigt es sich jedoch besonders häufig und hat nachhaltige Auswirkungen.

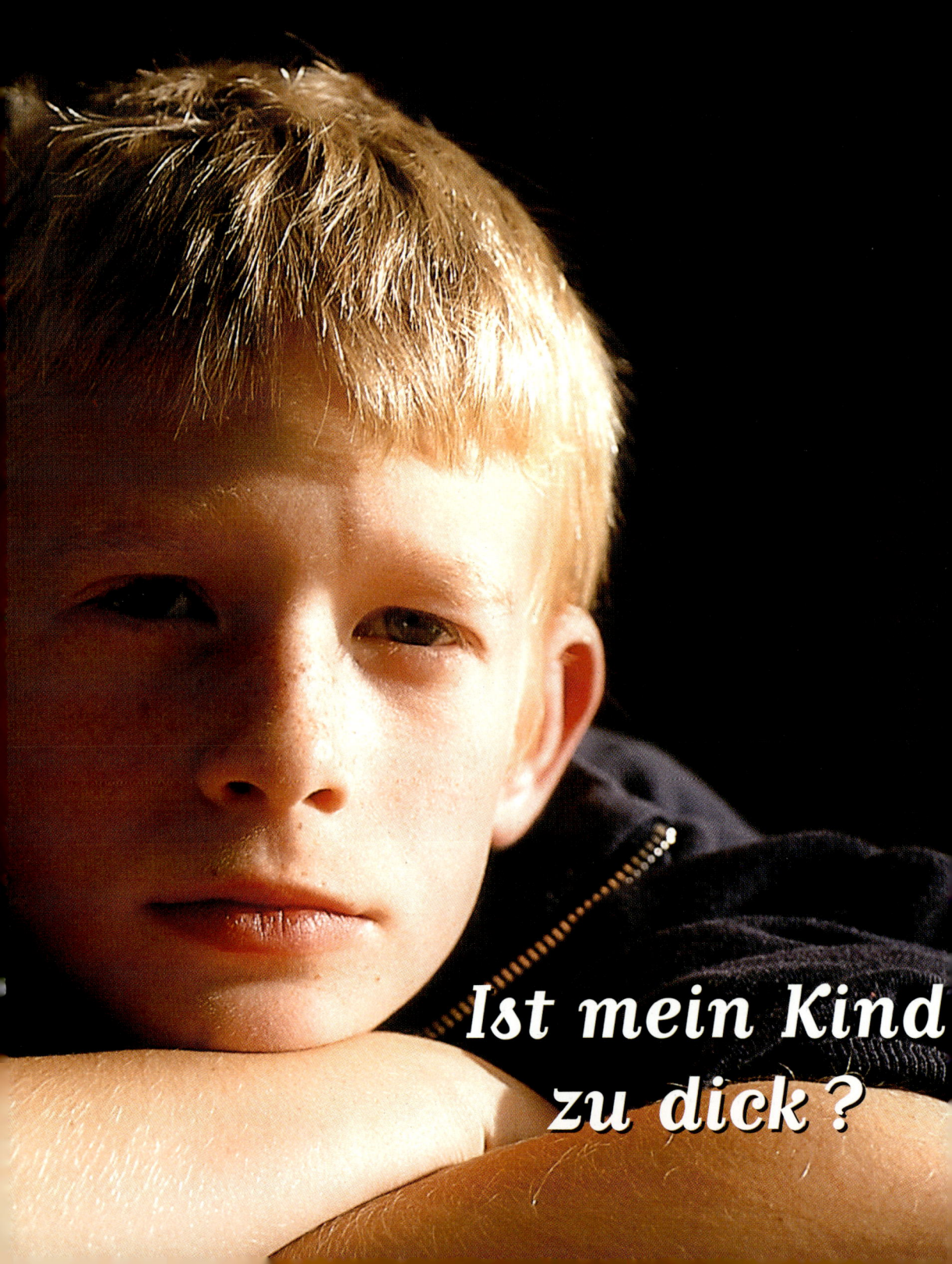

Ist mein Kind
zu dick?

Ist mein Kind zu dick?

Bei Kindern ist es erheblich schwerer als bei Erwachsenen, über Formeln und/oder Tabellen pauschal ein Normalgewicht festzulegen. Erschwert wird dieses Vorhaben durch die kindlichen Wachstumsschübe und die sich ändernden Proportionen in der Entwicklung, die das Verhältnis von Körpergröße und Körpergewicht verzerren können. Längen- und Breitenwachstum erfolgen nicht unbedingt gleichzeitig, und vor allem nicht für jedes Kind gleich. Wir unterscheiden mehrere Wachstumsphasen.

So steht beispielsweise zwischen dem 4. und 7. Lebensjahr das Längenwachstum und nicht der Körpermassezuwachs im Vordergrund. In diesem Alter machen Kinder oft einen gewaltigen "Schuß". Sie wachsen in wenigen Monaten um viele Zentimeter und wirken danach bei relativ konstantem Gewicht schnell wesentlich schlanker als vorher.

Eine zweite Streckung erfolgt mit Einsetzen der Pubertät, bei Mädchen zwischen dem 11. - 15. Lebensjahr und bei Jungen zwischen dem 13. - 16. Jahr. Die dazugehörige Gewichtszunahme erfolgt meist erst wesentlich später, so daß die Breitenentwicklung vorübergehend nicht mit der Längenentwicklung Schritt hält. In dieser Entwicklungsphase wirken Kindern oft irrtümlicherweise unterernährt - umgekehrt kann sich natürlich auch das Längenwachstum verzögern und durch Entwicklung und Breitenwachstum ein Übergewicht vorgetäuscht werden. "Momentaufnahmen" sind daher zur Beurteilung des

Wachstum in die Länge und in die Breite geht nicht immer Hand in Hand.

Ernährungsstatus von Kindern nur bedingt geeignet, die individuelle Entwicklung über eine längere Zeit muß mit einbezogen werden.

Ärztliche Erfahrungen und Messungen führen zu Richtwerten

Auch das Alter kann man nicht als definitive Grundlage für die Festsetzung eines dazugehörigen Normalgewichts von Kindern verwenden, da die Wachstumsschübe individuell erfolgen. Es ist vielmehr nötig, alle Komponenten (Alter, Geschlecht, Körpergröße) in die Betrachtung einzubeziehen und wiederholte Messungen und Einstufungen vorzunehmen. Mediziner haben anhand von Erfahrungswerten und Messungen an sehr vielen Kindern Richtwerte

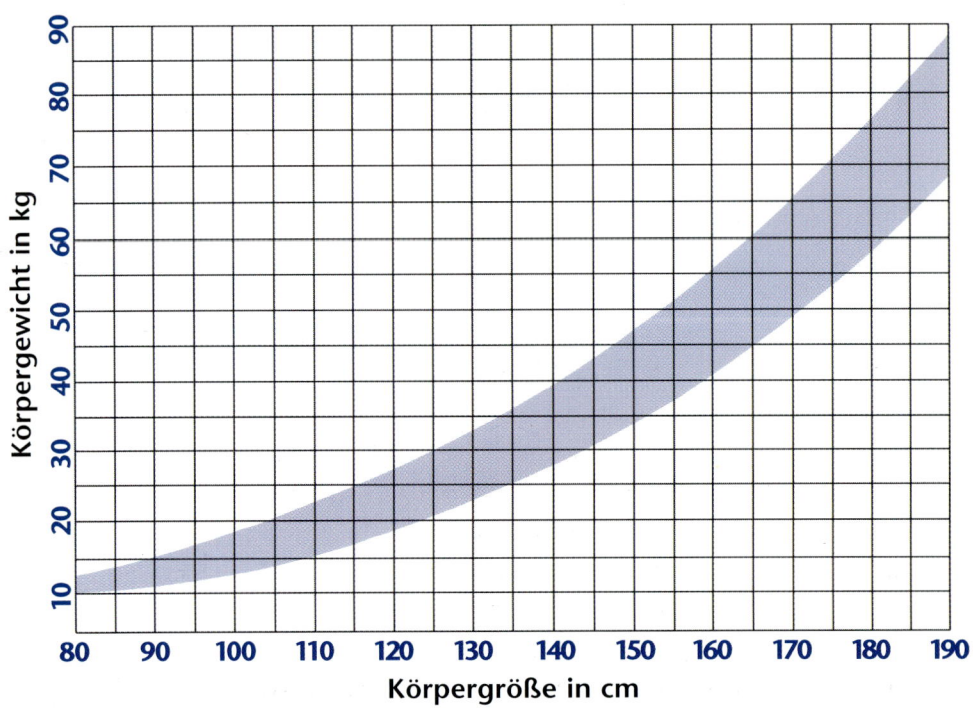

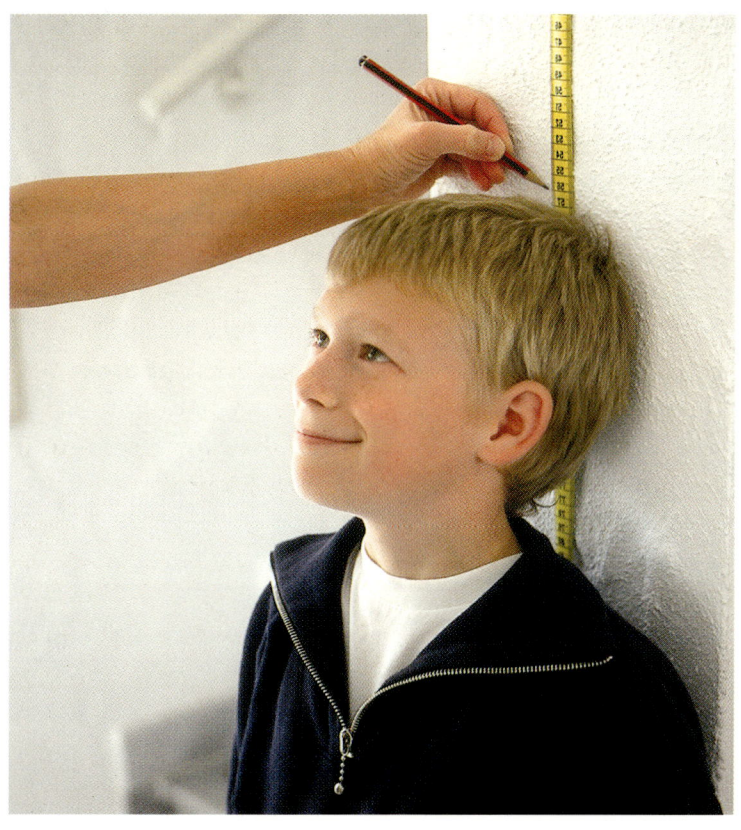

Ebenso wichtig wie die Gewichtskontrolle: das Messen der Körperlänge

ermitteln können, die in Form von Tabellen oder Grafiken annähernd Auskunft über das richtige Körpergewicht geben. Ergänzt durch regelmäßige kritische Betrachtung des unbekleideten kindlichen Körpers und Messungen der Hautfaltendicke beim Kinderarzt, kann so festgestellt werden, ob beim einzelnen Kind eine langfristige Neigung zur Überernährung besteht, oder ob nur vorübergehend gewisse Abweichungen von der Norm vorliegen. Aus der Abbildung können Sie den zu tolerierenden Gewichtsbereich für Ihr Kind ablesen.

Liegt es bei seiner Körpergröße mehr oder weniger deutlich über dem blauen Streifen (siehe Seite 28), ist – nach Ausschluß anderer Ursachen – von einer Überernährung auszugehen. Geeignete Maßnahmen zur Gewichtsnormalisierung (s.u.) sollten eingeleitet werden, ohne jedoch übertriebene und unsachgemäß durchführte, auf Erwachsene zugeschnittene Schlankheitskuren bei den Kindern anzuwenden. Eine Absprache und Zusammenarbeit mit dem Arzt ist in jedem Fall zu empfehlen.

Der Body-Mass-Index: Eine Rechenaufgabe für die Eltern.

Wer gerne rechnet, kann auch versuchen, über die Ermittlung des sogenannten Body-Mass-Index (BMI) seines Kindes festzustellen, ob Bedarf zur Gewichtsreduktion besteht. Dazu dividiert man das Körpergewicht durch die Körpergröße im Quadrat.

Beispiel: Das Kind ist 1,20 m lang
und wiegt 30 kg und
ist 6 Jahre alt (Junge).

30 kg geteilt durch 1,20 x 1,20
= 30 geteilt durch 1,44
= 20,83

20,83 ist der BMI-Wert, den man nun mit der Tabelle auf Seite 31 vergleichen kann:
Für einen 6jährigen Jungen zeigt die Tabelle einen maximalen BMI von 17,5. Das Kind in unserem Beispiel ist mit seinem BMI von 20,83 also deutlich darüber, man sollte also dringend etwas zur Gewichtsnormalisierung tun.

BODY-MASS-INDEX

Mädchen		Jungen	
Alter	**BMI**	**Alter**	**BMI**
5	17,4	5	17,3
6	17,6	6	17,5
7	17,8	7	17,8
8	18,1	8	18,4
9	18,7	9	19,1
10	19,6	10	20,1
11	20,5	11	21,0
12	21,6	12	21,8
13	22,4	13	22,4
14	23,0	14	23,1
15	23,5	15	23,6
16	23,7	16	24,0
17	23,9	17	24,4
18	24,1	18	24,8

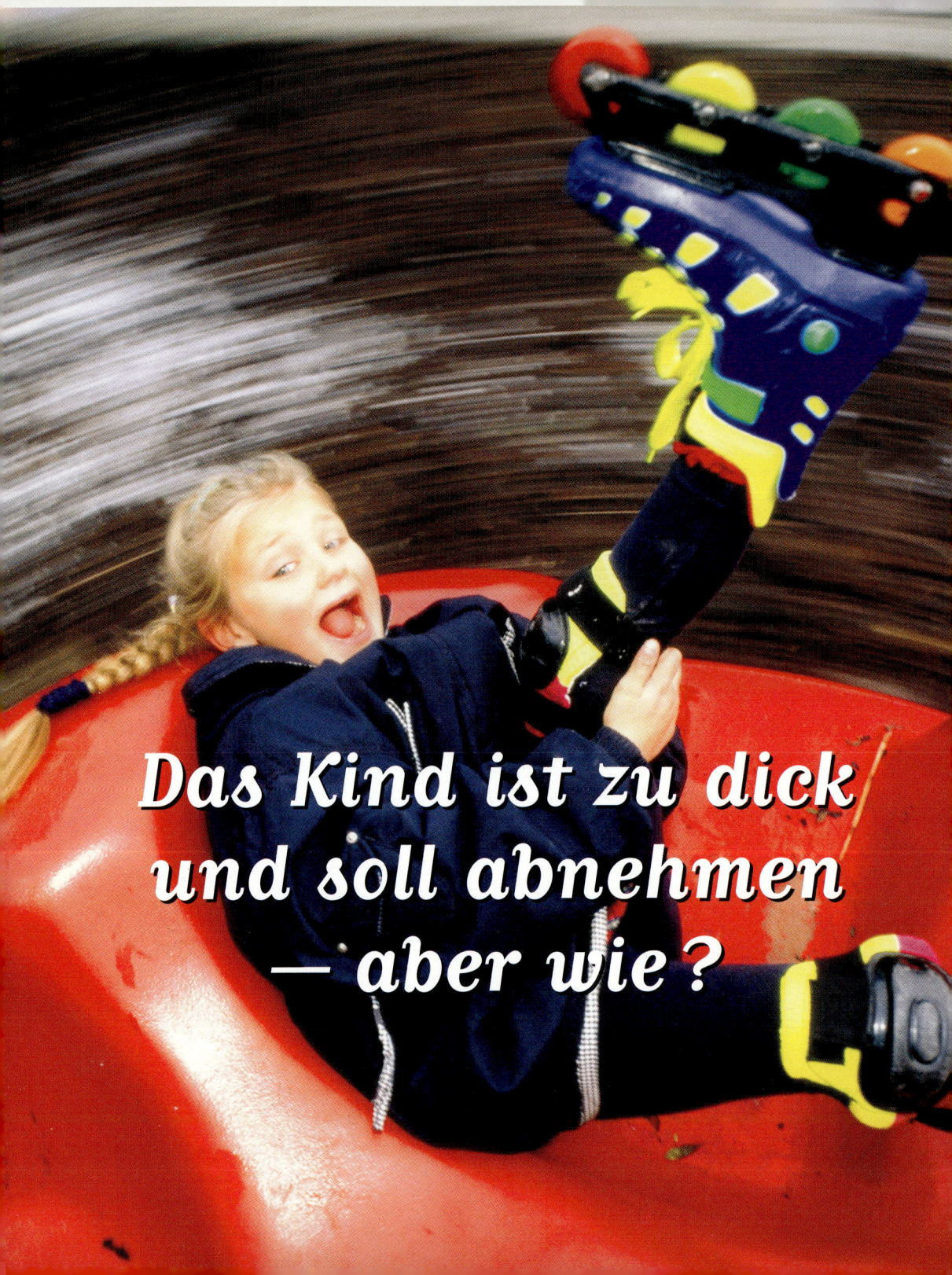

Das Kind ist zu dick und soll abnehmen — aber wie?

Das Kind ist zu dick und soll abnehmen - aber wie?

Genaue Betrachtungen und Berechnungen haben nun also ergeben, daß das Kind tatsächlich für sein Alter und seine Körpergröße zuviel wiegt und abnehmen sollte. Wie kann man jetzt vorgehen?

Keine Panik!
Und vor allem keine
"Erwachsenen"-Diät!

Zunächst seien alle Eltern dringend davor gewarnt, jetzt in Panik zu geraten und ihr Kind ganz schnell wieder schlank machen zu wollen. Die nächsten Schritte müssen gut überlegt werden und am besten mit dem Arzt abgesprochen sein. Es wäre ganz falsch, jetzt mit irgendwelchen Erwachsenen-Schnell-Diäten auf das Kind zuzugehen oder unsachgemäß die Nahrungszufuhr zu begrenzen, denn damit kann man schwerwiegende Gesundheits- und Entwicklungsstörungen hervorrufen. Bei beginnender Neigung zu Übergewicht und den ersten sichtbaren Anzeichen von "Rettungsringen" um Bauch und Hüften ist vielmehr zunächst eine Aktivitätssteigerung durch vermehrte sportliche und spielerische Betätigung sowie die Einschränkung von unnötigen Naschereien und süßen Getränken zu empfehlen. Dabei muß jedoch darauf geachtet werden, daß die Zufuhr lebenswichtiger Nährstoffe ausreichend gewährleistet ist. Bei bereits stärker und länger ausgeprägtem ernährungsbedingten Übergewicht sollten spezielle, kindgerechte Diätmaßnahmen und Verhaltensänderungen eingeleitet werden. Wie diese aussehen können, wollen wir Ihnen im folgenden vorstellen. Im Zweifel gilt jedoch immer: zuerst den Arzt befragen!

Voraussetzungen für eine gesunde Gewichtsreduktion

Beides ist wichtig: Weniger essen, mehr bewegen.

Um der Überernährung bei Kindern zuhause gezielt zu begegnen, müssen langfristig die Energieaufnahme durch Essen und Trinken dosiert reduziert sowie der Energieverbrauch durch Sport und Spiel erhöht werden. Beide Maßnahmen bewirken, vor allem in Kombination angewandt, eine Verringerung der Fettdepots, da der Körper jetzt von seinen Reserven zehren muß. Das Ausmaß des Erfolges, also der Gewichtsverlust, ist um so größer, je niedriger die Energieaufnahme und

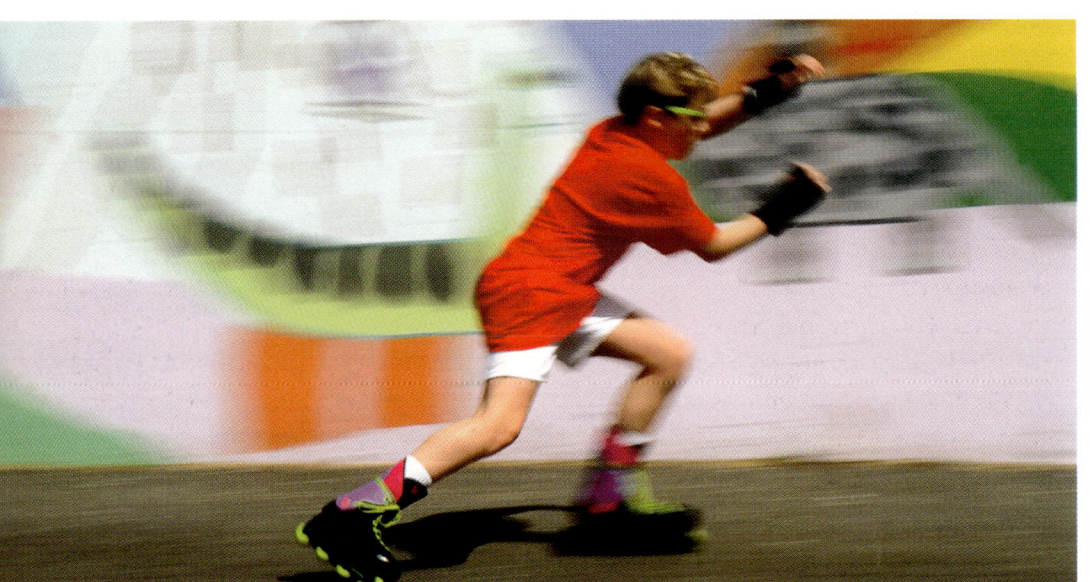

Sportliche Bewegung erhöht den Energieverbrauch

je höher der -verbrauch sind, dennoch sind Radikalkuren bei Kinder absolut ungeeignet, genauso wie von körperlicher Überanstrengung dringend abgeraten werden muß.

Der kindliche Organismus ist durch seine Wachstums- und Entwicklungsvorgänge noch sehr emp-

findlich, jede Art von Übertreibung würde hier also
mehr schaden als nützen. Der Faktor "Zeit" ist von
großer Bedeutung: Für Gesundheit und Wohlbefinden sind kontinuierliche kleine Gewichtsverluste, das
aber über längere Zeit, wesentlich besser und langfristig dauerhafter als eine starke Gewichtsabnahme in
kurzer Zeit. Oft ist auch schon das Konstanthalten
des Gewichts während einer Wachstumsphase ausreichend und kann bei Kindern das Mittel der Wahl
sein, denn im Gegensatz zu uns Erwachsenen haben
Kinder ja noch den riesigen Vorteil des Län-
genwachstums, den man
sich bei der Gewichtsnormalisierung unbedingt zu Nutze
machen sollte. Bei konstantem Gewicht aber Zunahme
der Körpergröße werden Kinder automatisch schlanker.
Einseitige Ernährungsformen
sind für Kinder streng verbo-
ten, da das Angebot lebenswichtiger Nährstoffe hier viel
zu kurz kommt und ein Man-
gel sich schädlich auf die
Gesundheit des Kindes auswirkt. Blitz- und

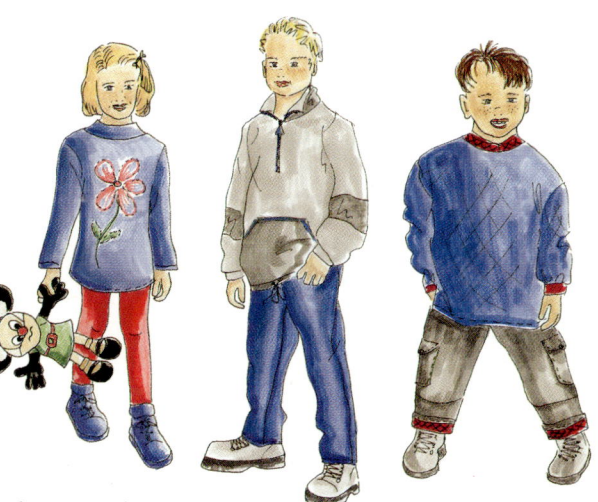

*Beim Wachsen kann ein Kind
automatisch schlanker werden*

Schnell-Diäten, für Erwachsene wöchentlich
in jeder Zeitung zu finden, sollten ebenfalls nicht bei
Kindern eingesetzt werden, weil sie erstens ebenfalls
meist zuwenig Nährstoffe enthalten und zweitens
durch schnelle Gewichtsabnahme (zunächst über-
wiegend Wasserverlust), den kindlichen Organismus
zu sehr belasten.

Überflüssige Pfund nur langsam und schonend abbauen.

Das Mittel der Wahl ist bei Kindern also eine langsame und schonende Gewichtsreduktion durch speziell an die kindlichen Bedürfnisse angepaßte Diätformen und dosierte Erhöhung der Bewegung. Daneben solle das Ernährungsverhalten kontrolliert und gegebenenfalls umgestellt werden.

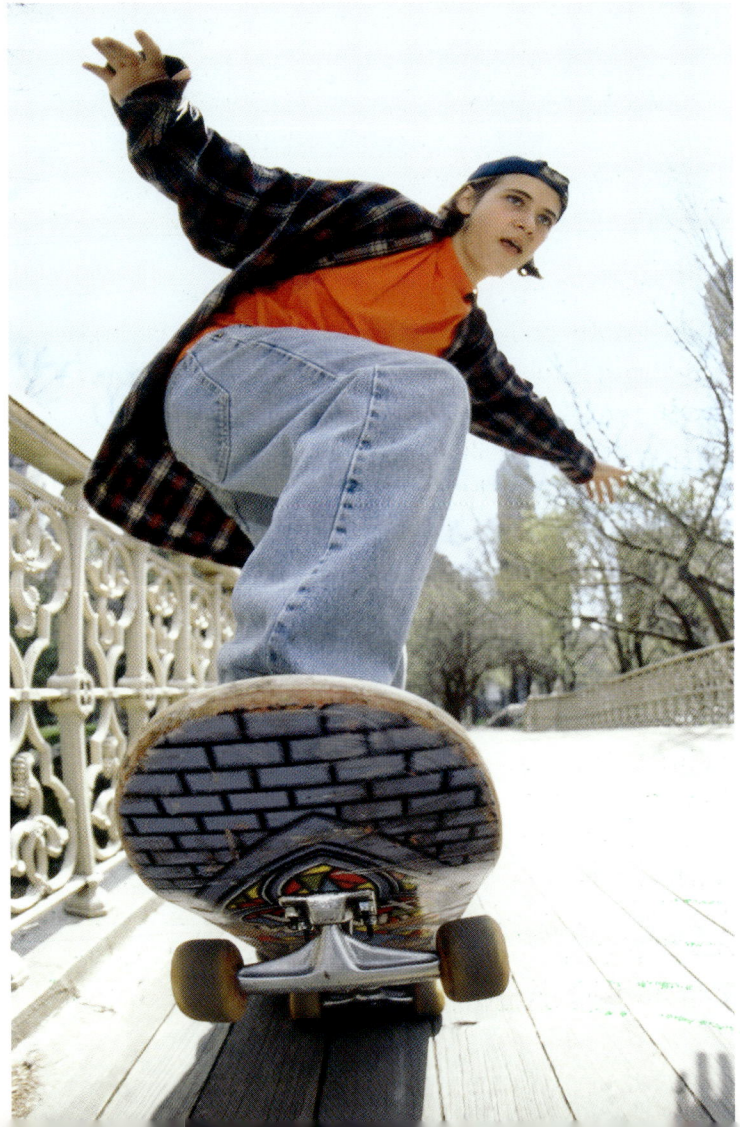

Sport und Spiel unterstützen die Diät

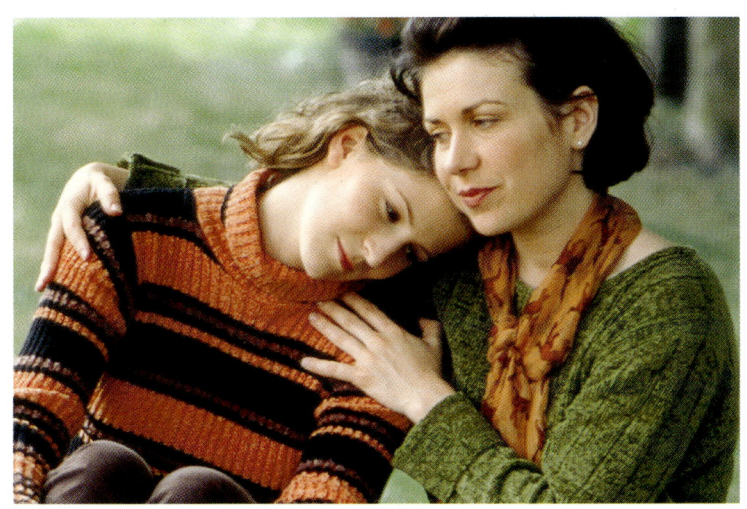

Unterstützen Sie Ihr Kind, so gut es geht!

So helfen Sie Ihrem Kind beim Abnehmen

Wenn es Kindern zuhause, in der Familie, gelingen soll abzunehmen, müssen einige Voraussetzungen erfüllt sein. Die wichtigste Ausgangsbedingung ist die uneingeschränkte Bereitschaft der Eltern, insbesondere der Mutter, das Kind bei seinen Abnahmebemühungen zu unterstützen und gegebenenfalls sogar die Diät gemeinsam mit dem Kind durchzuführen. Daneben ist viel Geduld erforderlich, das Kind kann nicht in drei Wochen schlank werden, wenn es sich seinen Speck über Jahre angefuttert hat. Seien Sie Vorbild, denn ein Kind kann nicht lernen, sich richtig zu ernähren, wenn die Familie es ihm nicht vorlebt. Kein Kind wird einsehen, warum es sein Essen einschränken soll, wenn beispielsweise der Vater, dem die Hose auch schon ein wenig eng wird, riesige Essensportionen vertilgt, oder die Mutter, auch nicht gerade gertenschlank, ihrer Vorliebe für Sahnetorte ungehemmt nachgibt, während das Kind Diät essen soll.

Geduld ist nötig! Wer seinen Speck über Jahre angefuttert hat, kann ihn nicht in 3 Wochen loswerden.

Nicht Verbotenes in den Vordergrund stellen, sondern das Erlaubte!

Wecken Sie in Ihrem Kind Verständnis dafür, warum es sich etwas einschränken soll beim Essen und Trinken. Machen Sie ihm klar, welche Vorteile eine schlankere Figur bringen kann (beispielsweise bessere Beweglichkeit, mehr Fitness, modischere Kleidung, keine Hänseleien mehr von Schulkameraden), und verdeutlichen Sie auch die Nachteile des Übergewichts. Erklären Sie Ihrem Kind genau den Ablauf der Gewichtsreduktion, die Dauer, und machen Sie ihm all die leckeren Sachen schmackhaft, die es essen darf. Nicht Verbotenes soll im Vordergrund stehen, sondern Erlaubtes! Die Reduktionskost soll dem Kind Spaß machen und darf auf keinen Fall als Strafe empfunden werden! Das Kind darf nicht das Gefühl haben, in eine Außenseiterrolle gedrängt oder unterdrückt zu werden. Die Ernährungsumstellung muß als ganz normal empfunden werden, vielleicht sagen Sie, daß sich ab jetzt die ganze Familie gesünder ernähren will.

Gesundes Abnehmen für die ganze Familie

Ein Kilo-Wettstreit kann motivieren und das Durchhaltevermögen steigern.

Für die Mutter soll die Ernährungsumstellung des Kindes natürlich nicht zu aufwendig werden, besonders dann nicht, wenn sie berufstätig ist und die Reduktionskost über einen längeren Zeitraum durchgeführt werden soll. Am besten ist es, wenn die ganze Familie, zumindest bei den Hauptmahlzeiten, das gleiche ißt wie das übergewichtige Kind, nur in anderer Menge oder mit mehr Beilagen. Dadurch lernt das Kind, daß es auch mit ganz "normalem" Essen, das auch den anderen schmeckt, abnehmen kann und kein Außenseiter in der Familie ist. Zusätzlich können auf diesem Weg auch andere übergewichtige Familienmitglieder zusammen mit dem Kind abnehmen. Gemeinsam macht es doch viel mehr Spaß und fällt außerdem viel leichter, besonders, wenn man z.B. mit dem Papa in einen "Kilo-Wettstreit" tritt. Was meinen Sie, wie stolz Ihr Kind ist, wenn es genausoviel oder gar etwas mehr als der Papa abgenommen hat! Das fördert die Motivation und steigert das Durchhaltevermögen.

Gemeinsames Abnehmen fällt leichter.

Lob und Motivation steigern das Durchhaltevermögen

Eine besonders wichtiger Voraussetzung für das Gelingen von Maßnahmen zur Gewichtsreduktion im Kindesalter ist ein hohes Maß an psychischer Unterstützung, also Lob und Motivierung, durch die Familie und Freunde. Kinder benötigen diese Verstärker von außen noch mehr als Erwachsene bei einer

Geben Sie Ihrem Kind besonders viel Liebe und Zuwendung

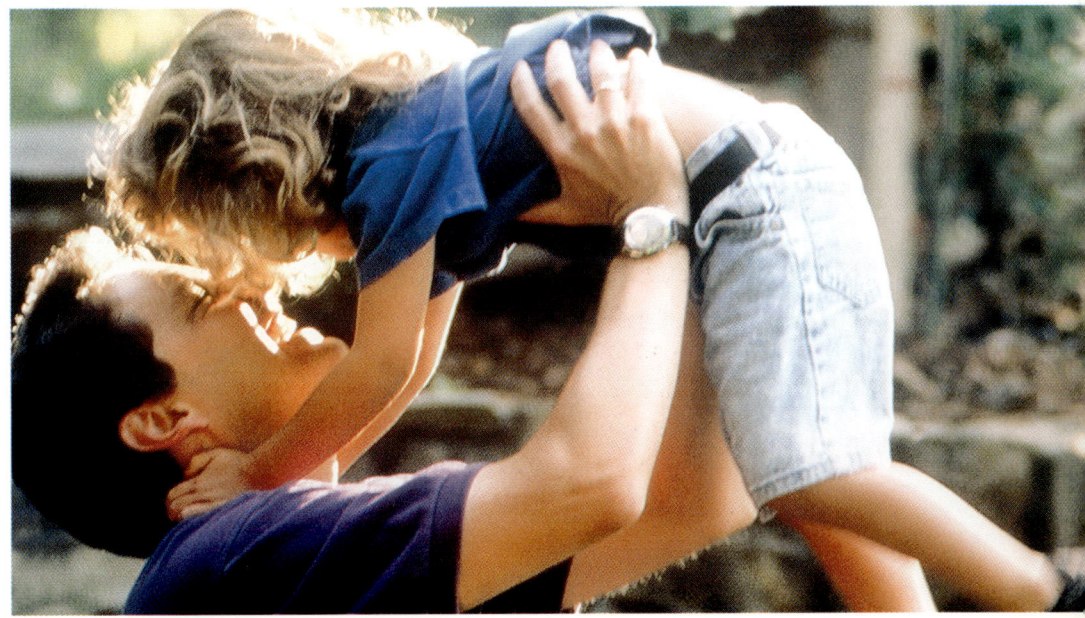

Reduktionskost, da ihnen oft noch das Verständnis und die Einsicht in die Notwendigkeit des "weniger Essens" fehlen. Wenn jedoch Lob und Anerkennung durch andere zeigen, daß sich die Mühen der Diät lohnen, dann freut sich das übergewichtige Kind und ist auch weiterhin bereit, sich einzuschränken. Ein leicht verständliches Beispiel ist die Geschichte mit dem Rucksack: Hat Ihr Kind beispielsweise bereits fünf Kilo abgenommen, so können Sie es weiter motivieren, indem Sie ihm erklären, daß sein Körper früher ständig soviel leisten mußte, als würde er heute den ganzen Tag mit einem Rucksack herumlaufen, der mit 20 Halbpfundpaketen Butter vollgepackt ist! Solche anschaulichen Beispiele sind für Kinder weitaus verständlicher und aussagekräftiger als reine Zahlen.

Kleine Belohnungen motivieren. Aber: Eßbare Geschenke sind tabu!

Sehr motivationsfördernd sind bei einer Reduktionskost auch kleine Geschenke oder Überraschungen, die das Kind bei Erfolg (Gewichtsabnahme) bekommt. Dabei kommt es nicht auf den Preis an, sondern auf den ideellen Wert der Gabe, die das Kind stolz macht. Kaufen Sie ihm ein Buch oder Spielzeug, gehen Sie mit ihm in den Zoo, zum Schwimmen oder ins Kino, oder machen Sie einen Familienausflug, möglichst mit viel Bewegung, Spiel und Sport für alle: Ein für alle Mal tabu sind natürlich eßbare Belohnungen. Diese Zeiten müssen endgültig vorbei sein, auch später, wenn das Kind wieder schlank ist. Nahrungsmittel sind keine Erziehungsmittel.

Ein weiterer starker Anreiz könnte auch die Aussicht auf ein neues Kleidungsstück sein, vor allem bei älteren Kindern, auf engere Hosen oder modische Kleider,

die wegen der Fettpölsterchen bisher nicht tragbar
waren. Auch Sportgeräte (Ball, Wurfspiele, Frisbee,
Roll- oder Schlittschuhe, Skateboard, Schlitten, Fahrrad etc.) wären ein erstrebenswertes Ziel, für das sich
das Abnehmen lohnen würde. Diese, nicht immer nur
teuren Belohnungen, fördern gleichzeitig auch den
Energieverbrauch und die Freude an der Bewegung
und tragen dadurch zum schnelleren Abnehmen bei.

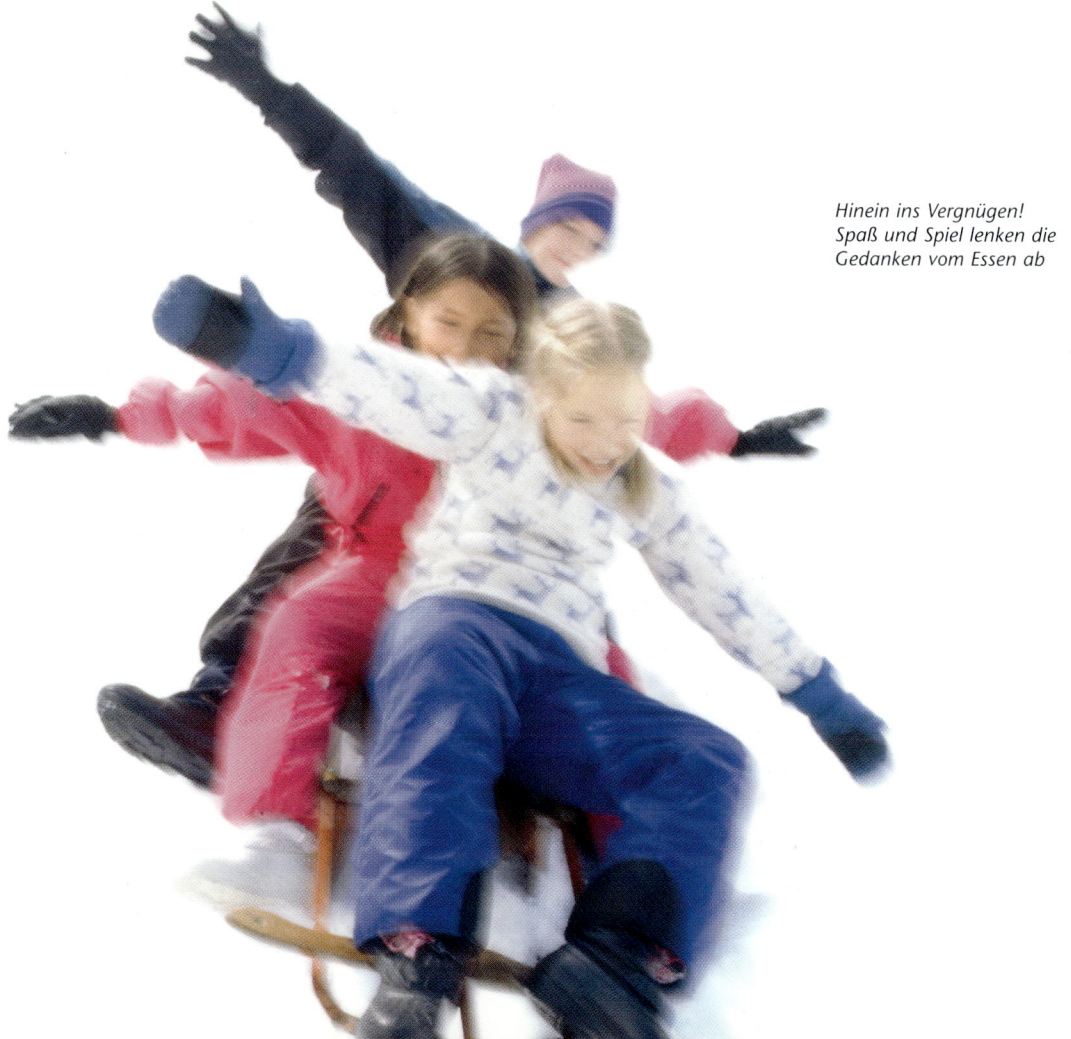

*Hinein ins Vergnügen!
Spaß und Spiel lenken die
Gedanken vom Essen ab*

Lieber öfter eine Kleinigkeit als ein großes Geschenk, das in weiter Ferne liegt.

Auch Trainerstunden, beispielsweise in einer Sportart, die Ihr Kind gern betreiben möchte, könnten einen starken Anreiz zum Durchhalten der Reduktionskost bilden. Erfahrungsgemäß ist es besser, öfter eine Kleinigkeit für jedes verschwundene Kilo zu bekommen, als nur die Aussicht auf ein großes Geschenk bei Erreichen des Zielgewichtes, das möglicherweise noch in weiter Ferne liegt, vor Augen zu haben.

Rückschläge kommen vor - jetzt wird Trost benötigt!

Stillstand oder gar Rückschläge beim Abnehmen? Das kommt vor!

Trösten Sie Ihr Kind, wenn sich im Laufe der Zeit gelegentlich kleine Ernährungssünden oder gar Mißerfolge einstellen. Schimpfen nützt nicht viel, besser ist es, wenn Sie Ihr Kind neu motivieren. Es gibt auch Zeiten, in denen trotz des korrekten Einhaltens der Diät die Waage keinen Gewichtsverlust anzeigt. Diese, oft wachstumsbedingten, Phasen sind vorübergehend und ganz normal, meistens sinkt kurz darauf das Gewicht sprunghaft.

Machen Sie Ihrem Kind bitte klar, daß solche Situationen kein Grund zum Abbruch der Diät sind, sondern bei jedem Menschen vorkommen und auch wieder verschwinden. Loben Sie es wegen des schon erreichten Gewichtsverlustes und verdeutlichen Sie ihm noch einmal die Vorteile einer schlanken Linie. Auch ein Gewichtsstillstand während eines Wachstumsschubs ist ein Erfolg! Trost und Verständnis helfen in diesen Momenten mehr als Strenge.

Das Umfeld muß stimmen

Ganz allgemein sollte das Umfeld für ein Kind, das abnehmen soll und will, so angenehm wie möglich gestaltet werden. Liebe, Zuwendung, Vertrauen und Verständnis bilden die Basis für den Erfolg. Fröhliche, heitere Stimmung hilft oft über nicht ganz zu vermeidende Hungergefühle hinweg, genauso wie vor allem Ablenkung nützlich ist gegen das ständige Denken an das Wenigessen. Sehr hilfreich wäre es, wenn Sie sich während der Diät mit ihrem übergewichtigen Kind, besonders, wenn es noch jünger ist, intensiv beschäftigen könnten, möglichst fernab von allem Eßbaren und allen Verlockungen. Vermeiden Sie es, Süßigkeiten, Keks oder überhaupt Nahrungsmittel offen liegen zu lassen, damit sie keine Versuchung für das Kind darstellen.

Liebe, Zuwendung und Verständnis sind wichtig für den Erfolg.

W I C H T I G !

Zeit und Ruhe beim Essen

Langsames Essen sättigt schneller und ist gesünder

Keine Fernseh-"Berieselung"

Besser: Unterhaltung und familiäre Atmosphäre

Sorgen Sie immer für einen hübsch gedeckten Tisch sowie Zeit und Ruhe beim Essen. Mit dem Herunterschlingen des Essens soll es endgültig vorbei sein, langsames Essen sättigt schneller und ist gesünder. Vermeiden Sie es, während der Mahlzeiten das Fernsehgerät eingeschaltet zu haben. Diese "Berieselung" behindert die Unterhaltung und das Aufkommen einer familiären Atmosphäre. Nutzen Sie die gemeinsame Tischzeit für Gespräche, lassen Sie alle Familienmitglieder ihre Tageserlebnisse und -probleme berichten. Dieser Zusammenhalt ist für das abnehmende Kind sehr wichtig und wirkt sich zudem positiv auf die gesamte familiäre Kommunikation aus. Hetze und Eile bei Tisch schaden allen, und auf eine Viertelstunde kommt es doch, wenn man ehrlich ist, meistens gar nicht so sehr an.

So helfen Bewegung, Spiel und Sport

Bewegung verbraucht Energie und leert die Fettspeicher.

Zum guten Gelingen trägt beim Abnehmen in hohem Umfang natürlich auch das Ausmaß der körperlichen Aktivität bei. Bewegung verbraucht Energie, und je mehr Energie verbraucht wird bei reduzierter Nahrungszufuhr, desto intensiver werden die körpereigenen Fettspeicher (= Energiespeicher) geleert. Folge: Schnellere Gewichtsabnahme.

Nun stellt ein Übergewicht von 30 - 40 % bereits eine erhebliche Einschränkung der Beweglichkeit dar. Es wäre also Unsinn, zu einem sehr übergewichtigen Kind zu sagen: „Treibe einfach nur mehr Sport, dann wirst Du schon schlanker". Dieser Hinweis ist hilfreich, wenn das Kind vielleicht 5 kg zuviel mit sich herumträgt, aber wie soll ein Kind mit 30 kg Übergewicht Joggen oder Bergsteigen? Hier muß anders vorgegangen werden, und zwar durch eine grundsätzliche Umstellung des Bewegungsverhaltens, geeigneter Sport kann unterstützend hinzu kommen.

Der bei Erwachsenen übliche Bewegungsmangel findet sich nämlich auch schon bei Kindern und Jugendlichen. Was für den Erwachsenen das Auto, ist für viele Kinder der Bus bzw. Jugendliche das Mofa, also die Fortbewegung ohne eigenen Energieaufwand. Viel besser wäre es, übrigens für jung und alt, häufiger zu Fuß zu gehen oder Rad zu fahren, wenn man Wert auf gute Gesundheit und ein normales Körpergewicht legt. Die Treppe ist dem Aufzug vorzuziehen, Wochenendausflüge sollten besser mit dem Fahrrad statt dem Auto

Ermutigen Sie das Kind zu mehr Bewegung im Alltag.

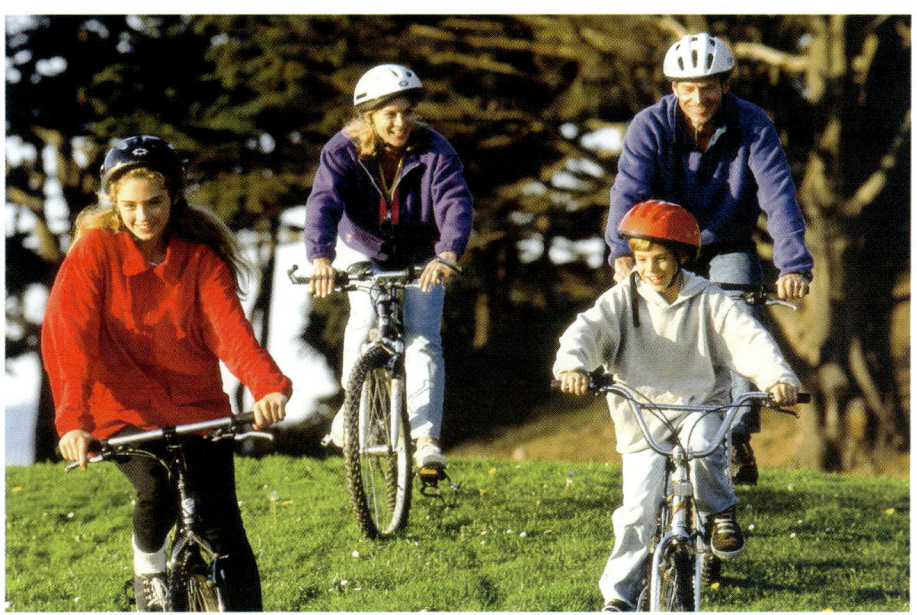

Ein Familienausflug mit dem Fahrrad ist gesund und macht Spaß.

unternommen werden. Und statt im Haus vor dem Computer zu sitzen, bietet sich vielleicht ein Tischtennis-Match mit Papa an der frischen Luft an. Führen Sie Ihr Kind langsam an bewegungsintensivere Beschäftigungen heran. Gehen Sie selbst mit

*Machen Sie mit!
Auch Erwachsenen
tut es gut, sich mehr
zu bewegen.*

ihm hinaus an die frische Luft, wenn es Ihre Zeit erlaubt, oder machen Sie am Wochenende Ausflüge, bei denen die ganze Familie Bewegung hat. Nehmen Sie einen Ball mit oder Spiele (Federball, Family-Tennis, Frisbee etc.). Gehen Sie zum Schwimmen oder im Winter zum Rodeln oder Schlittschuhlaufen. Es gibt unzählige Möglichkeiten, allein oder im Kreis der Familie, den Bewegungsmangel auszugleichen. Das tut allen gut, auch den Erwachsenen, macht Spaß und fördert das Familienleben.

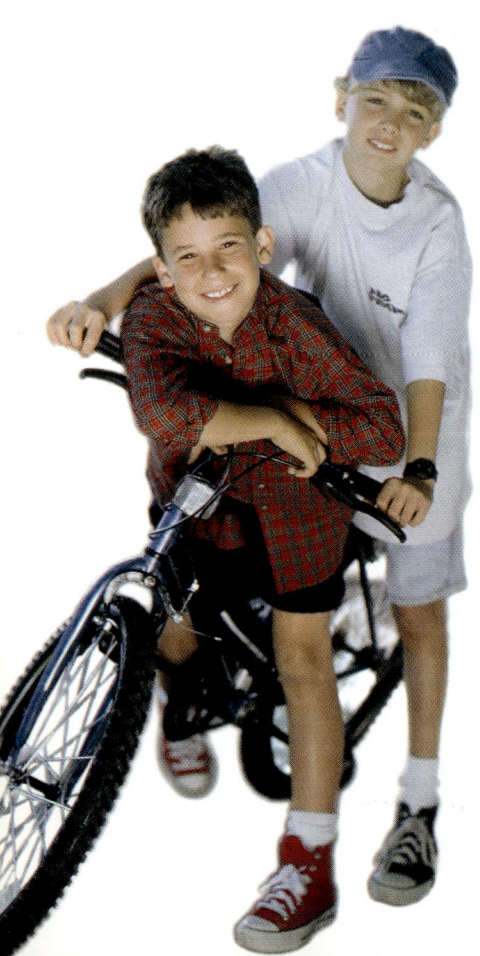

Beim Sport ist entscheidend, wieviel das Kind aufgrund seines überhöhten Körpergewichtes überhaupt leisten kann. Sportarten, bei den das Gewicht relativ wenig ins Gewicht fällt, sind beispielsweise Schwimmen, Radfahren, Krafttraining oder Tischtennis. Das dicke Kind sollte zunächst den Sport betreiben, der ihm Spaß macht. Zu hohe Anforderung oder gar Überanstrengungen sind nicht gefragt, wichtig ist, daß das Kind die Übungen gerne macht und regelmäßig betreibt.

Sie werden merken, daß Ihr Kind mit sinkendem Gewicht auch immer mehr Freude an Sport und Spiel findet, weil es leistungsfähiger wird. Wenn es einem Sport-

verein beitreten möchte, fördern Sie diese Aktivität!
Denn Schulsport und gelegentlicher Freizeitsport
sind in der Regel allein nicht ausreichend. Außerdem
gibt es hier fachliche Anleitung, um Überlastungen,
und damit auch die Unfallgefahr, zu reduzieren.

Machen Sie sich und Ihrem Kind einen Spaß daraus,
statt Rolltreppe und Fahrstuhl künftig nur noch die
Treppe zu benutzen und, soweit möglich, statt mit
Bus oder Straßenbahn zu Fuß oder per Rad in die
Schule u.ä. zu fahren. Wichtig ist, daß die Bewegung
regelmäßig erfolgt und zur Gewohnheit wird. Einmal
in der Woche eine Gewaltanstrengung bringt weit
weniger als jeden Tag eine Stunde intensive Bewegung bei Spiel und Sport, möglichst an der frischen
Luft. Je mehr, desto besser!

Das Ziel: Bewegung muß zur Gewohnheit werden.

So trainiert Ihr Kind richtig

Entscheidende Pfunde durch Sport kann ein dickes
Kind nur verlieren, wenn es gelingt, es geschickt zu
Ausdauersportarten zu motivieren. Gerade Ausdauersportarten, zu denen Wandern, Walken, Dauerlaufen,
Jogging, Trimm-Trab, Radfahren, Schwimmen, Ski-
langlauf oder Bergwandern zählen, sind besonders
geeignet zum Fettverbrennen. Aber das Kind darf auf
keinen Fall überfordert werden, sondern muß langsam an ein geeignetes Trainingsprogramm heran
geführt werden.

Ausdauersportarten verbrennen das Fett besonders gut.

Aller Anfang ist schwer, und die unterschiedlich
schweren Leistungen können nur in Form einer Stu-
fenleiter langsam erklommen werden. Wer letztend-

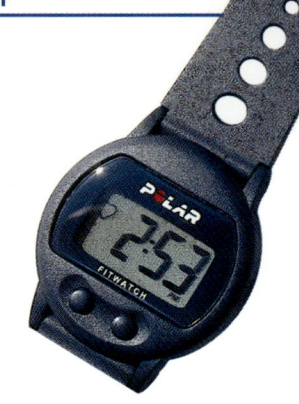

lich Dauerlaufen will, kann dies über schnelles Gehen/Walken bzw. Gehen mit dazwischengeschaltetem Jogging leichter erreichen. Anfangs kurze Laufstrecken können mit steigender Kondition zunehmend verlängert werden.

Überbelastung verhindern durch Pulskontrollen

Die Trainingseinheiten sollten anfänglich 20 bis 30 Minuten nicht überschreiten, das aber am besten täglich oder mehrmals in der Woche. Aufgrund eines hohen Übergewichts besteht auch schon bei einer scheinbar geringen Belastung die Gefahr der Überlastung. Am sichersten verhindert man diese mit regelmäßigen Pulskontrollen. Dabei sollten zur optimalen Fettverbrennung Werte von 150 - 160 Herzschlägen pro Minute nicht über- oder unterschritten werden. Hilfreich sind hier sogenannte Pulsuhren, die bei Überschreiten der zulässigen Herzfrequenz einen Warnton abgeben und den Sportler so darauf hinweisen, daß er seine Belastung drosseln muß. Für Kinder sind diese Geräte gleichzeitig ein kleines technisches Spielzeug, das sich übrigens als Zwischdurch-Belohnung sehr gut eignet.

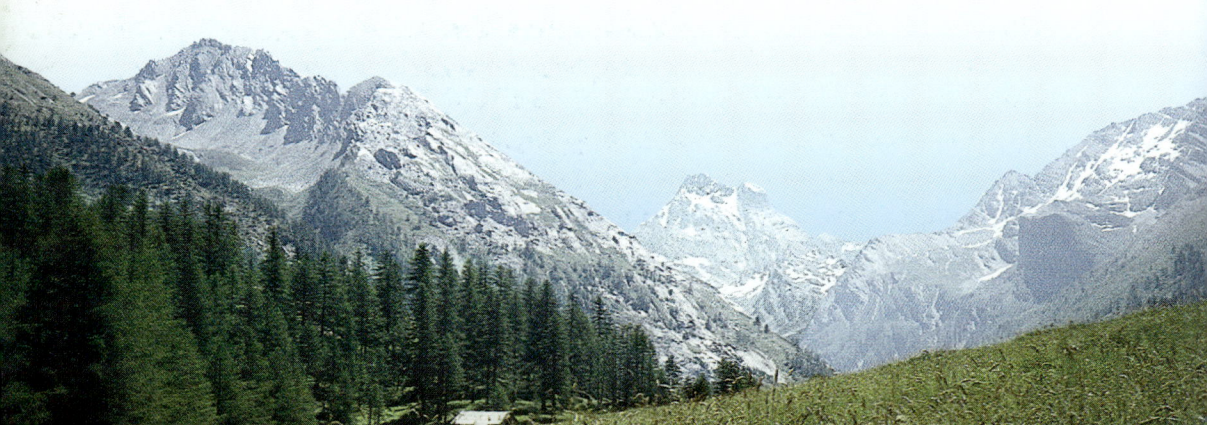

Tempo- und Belastungswechsel sind gerade für trai-
nierende Kinder wichtig, damit der Sport nicht eintö-
nig wird. Bei Kleineren sollte man ruhig auch mal ein
paar Spielpausen einlegen, damit sie die Freude am
Sport nicht verlieren.

Wichtig bei Sport und
Spiel: rechtzeitig und
ausreichend trinken.

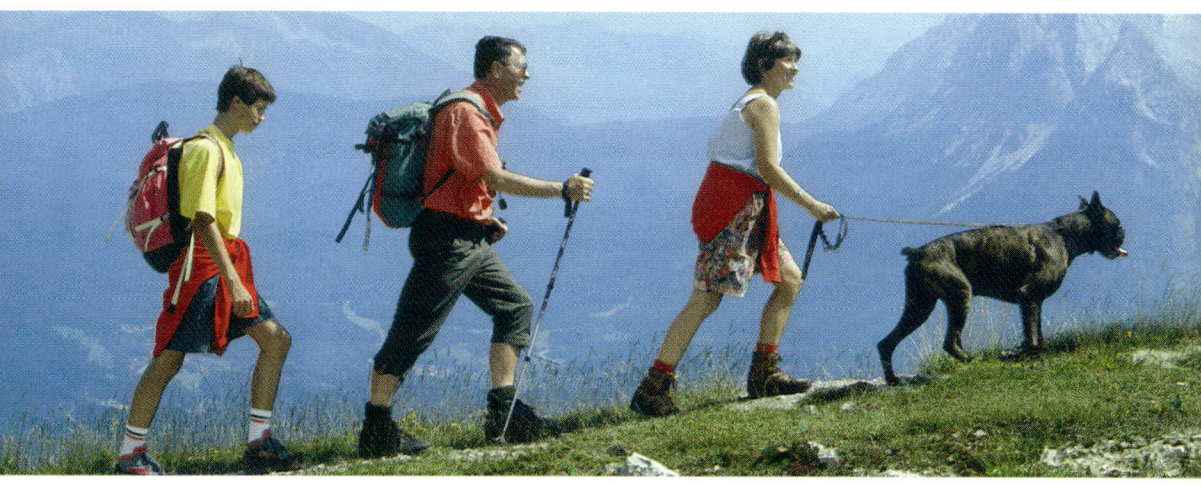

Längere Touren (Wanderungen, Radlausflüge) erfor-
dern Trink- und Essenspausen. Die rechtzeitige und
ausreichende Zufuhr von Flüssigkeit steht dabei im
Vordergrund, empfehlenswert ist vor allem Mineralwasser und damit verdünnter Apfelsaft. Zum Essen
eignen sich gut Obst und Vollkornbrot. Werden die
Energie- und Flüssigkeitsspeicher der Kinder nicht
rechtzeitig nachgefüllt, drohen Schwächeanfälle oder
Kollaps durch Kreislaufstörungen oder Unterzuckerung. Dies gilt ganz besonders, wenn das Kind
zum Abnehmen sowieso eine reduzierte Energiezufuhr
hat. Es wäre in diesem Fall ganz falsch, zur vermeintlich schnelleren Gewichtsabnahme auf Nahrungs- und
Flüssigkeitszufuhr zu verzichten! Auch zu hohe Bela-

Beim Wandern ausreichend
Pausen einlegen. Trinken
nicht vergessen!

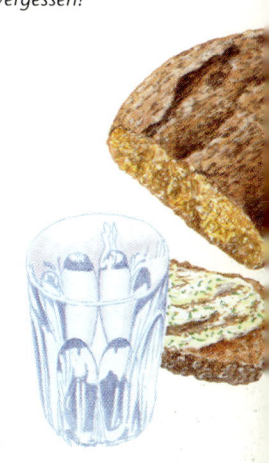

Ausdauertraining ist ein guter Fettkiller.

stung oder zu hohes Anfangstempo sind schlecht für die gewünschte Fettverbrennung. Sie können nicht lange durchgehalten werden und führen schnell zu Kurzatmigkeit, wodurch der fettverbrennende Effekt des Ausdauertraining unterlaufen wird. Auch führen ungewohnt lange und ungünstige Belastungen, wie beispielsweise Sprünge, häufig zu Verletzungen. Typisch sind die Verstauchungen der Fußknöchel oder Bänderrisse durch Umknicken. Man muß immer das überhöhte Körpergewicht und die zusätzliche Belastung des Halte- und Bewegungsapparates einkalkulieren, so daß vor unangebrachten Sprungübungen und Muskelermüdung durch zu langes Wandern zu warnen ist. Richtig praktiziert, fördert sportliches Ausdauertraining jedoch die Bemühungen zur Gewichtsreduktion in hohem Maße.

Gehört dazu: das regelmäßige Wiegen

Zur Überwachung des Erfolges aller Diätbemühungen gehört das regelmäßige Wiegen. Am besten ist es, wenn sich Ihr Kind morgens vor dem Frühstück unbekleidet auf die Waage stellt und sein Gewicht in eine dafür vorgesehene Tabelle oder Grafik einträgt. Bitte helfen Sie ihm dabei, und kontrollieren Sie auch die Richtigkeit der Messung (Vertrauen ist gut, Kontrolle ist besser). Das Wiegen sollte in den ersten beiden Wo-

GEWICHTSKONTROLLE

Morgens vor dem Frühstück wiegen!
In den ersten beiden Wochen täglich wiegen, danach jeden 2. Tag.

chen der Diät täglich durchgeführt werden, bei längerer Dauer reichen Messungen an drei Tagen in der Woche, weil das Gewicht nun langsamer schwindet. Sollten Sie jedoch merken, daß Ihr Kind die tägliche Kontrolle des Gewichts braucht, weil es sonst etwas "großzügig" mit seiner Diät umgeht oder sogar wieder zunimmt, so muß es sich wieder täglich wiegen. Auch bei ganz konsequent eingehaltenen Diätvorschriften wird das Gewicht nicht jeden Tag gleich schnell sinken. Gewichtsabnahmen unterliegen in der Regel starken Schwankungen, anfangs ist der Gewichtsverlust durch die gesteigerte Wasserausscheidung hoch, nach einer Woche jedoch, wenn die eigentlichen Fettdepots abgebaut werden, geht die Gewichtsabnahme langsamer vonstatten. Manchmal bleibt das Gewicht auch über Tage hinaus konstant. Dies ist ein völlig normaler Vorgang bei jeder Diät, unser Körper ist schließlich keine Maschine oder vorprogrammierbar, sondern reagiert auf seine Umwelt, auf Temperatur, Nahrungszusammensetzung etc. Außerdem können Wachstumsvorgänge die Gewichtsabnahme beeinflussen. So wird Ihr Kind durch sein Längenwachstum auch bei konstantem Gewicht auf Dauer automatisch schlanker. Bei längeren Diätphasen empfiehlt es sich also, nicht nur regelmäßig das Gewicht zu kontrollieren, sondern zusätzlich gelegentlich die Körperlänge zu messen!

Wachstum bei konstantem Gewicht macht automatisch schlanker.

Versuchen Sie, all dies Ihrem Kind klar zu machen, damit es nicht beim ersten Gewichtsstillstand enttäuscht seine Bemühungen aufgibt, nachdem es sich vorher so brav an die Vorschriften gehalten hat. Zeigen Sie Ihrem Kind, wieviel es bereits "geschafft" hat, am besten anhand einer Gewichtstabelle oder Gewichtskurve. Hieran läßt sich der Gewichtsverlauf jederzeit nachvollziehen, ohne daß lange nachgedacht werden muß, wieviel das Kind an welchem Tag gewogen hat. Die Abbildung auf dieser und der nächsten Seite zeigen beispielhaft eine Gewichtstabelle und ein Gewichtskurve. Die Gewichtskurve befestigen Sie am besten gut sichtbar an der Wand über der Waage.

Was meinen Sie, wie stolz Ihr Kind sein wird, wenn es vor seiner Kurve steht und feststellt, daß sie konstant nach unten zeigt! Sie können das Ziel, also das Wunschgewicht, auch in der Kurve markieren, damit deutlich sichtbar ist, wieviel schon geschafft wurde auf dem Weg zum Zielgewicht und wieviel noch vor dem Kind liegt. Darstellungen des Gewichtsverlaufs in dieser Form sind für Kinder sehr wichtig, denn reine Zahlenangaben sagen ihnen nicht genug, sie sind zu abstrakt. Das Verständnis ist größer bei bildhafter Darstellung.

GEWICHTSTABELLE

Tag	Datum	Gewicht

Startgewicht _____kg
Wunschgewicht _____kg
Gewichtsabnahme in diesen 14 Tagen_____kg
Gewichtsabnahme insgesamt _____kg

Keine unerreichbaren Ziele setzen!

Erreichbare Ziele setzen, Erfolge belohnen!

Für eine erfolgreiche Gewichtsabnahme ist auch von Bedeutung, wie hoch Sie das Ziel für Ihr Kind gesteckt

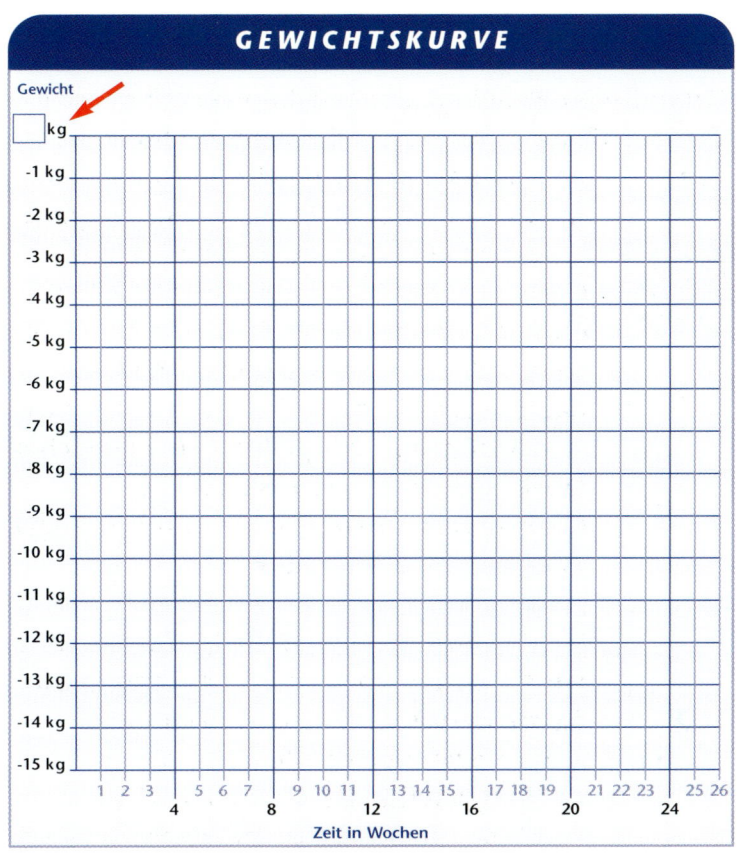

In dieses Diagramm tragen Sie bitte zu Beginn der Diät das Startgewicht Ihres Kindes ein, und zwar in Höhe des roten Pfeils. Nach jeweils einer Woche zeichnen Sie die Gewichtsabnahme mit einem Punkt auf der blauen Linie in der entsprechenden Höhe der Gewichtsskala über der zutreffenden Wochenzahl ein. Wenn Ihr Kind z.B. an einem Montag mit der Diät anfängt, so tragen Sie an diesem Tag sein Startgewicht in Höhe des Pfeils ein und am darauffolgenden Montag zum ersten Mal die bis zu diesem Tag erreichte Gewichtsabnahme über Woche 1 ein usw. Verbinden Sie die Punkte miteinander. Fällt die entstehende Kurve allmählich nach unten, so rückt Ihr Kind seinem Normalgewicht von Woche zu Woche näher.

haben. Wenn es nämlich in zu weiter Ferne liegt, erscheint es dem Kind unerreichbar und bildet keinen Ansporn mehr. Besser ist es, wenn Sie mehrere Etappenziele vorgeben, die in z.B. Wochen- oder Monatsabständen stehen und auch erreichbar sind. Ihr Kind wird ungeheuer stolz sein, wenn es ein Zwischenziel nach dem anderen hinter sich läßt und auch noch kleine Belohnungen dafür bekommt. Das geht aber nur, wenn der geforderte Gewichtsverlust auch erreichbar ist, und zwar ohne allzu große Probleme!

Extra-Service

Sie finden ein vergrößertes Exemplar dieser Tabelle im hinteren Teil des Buchdeckels

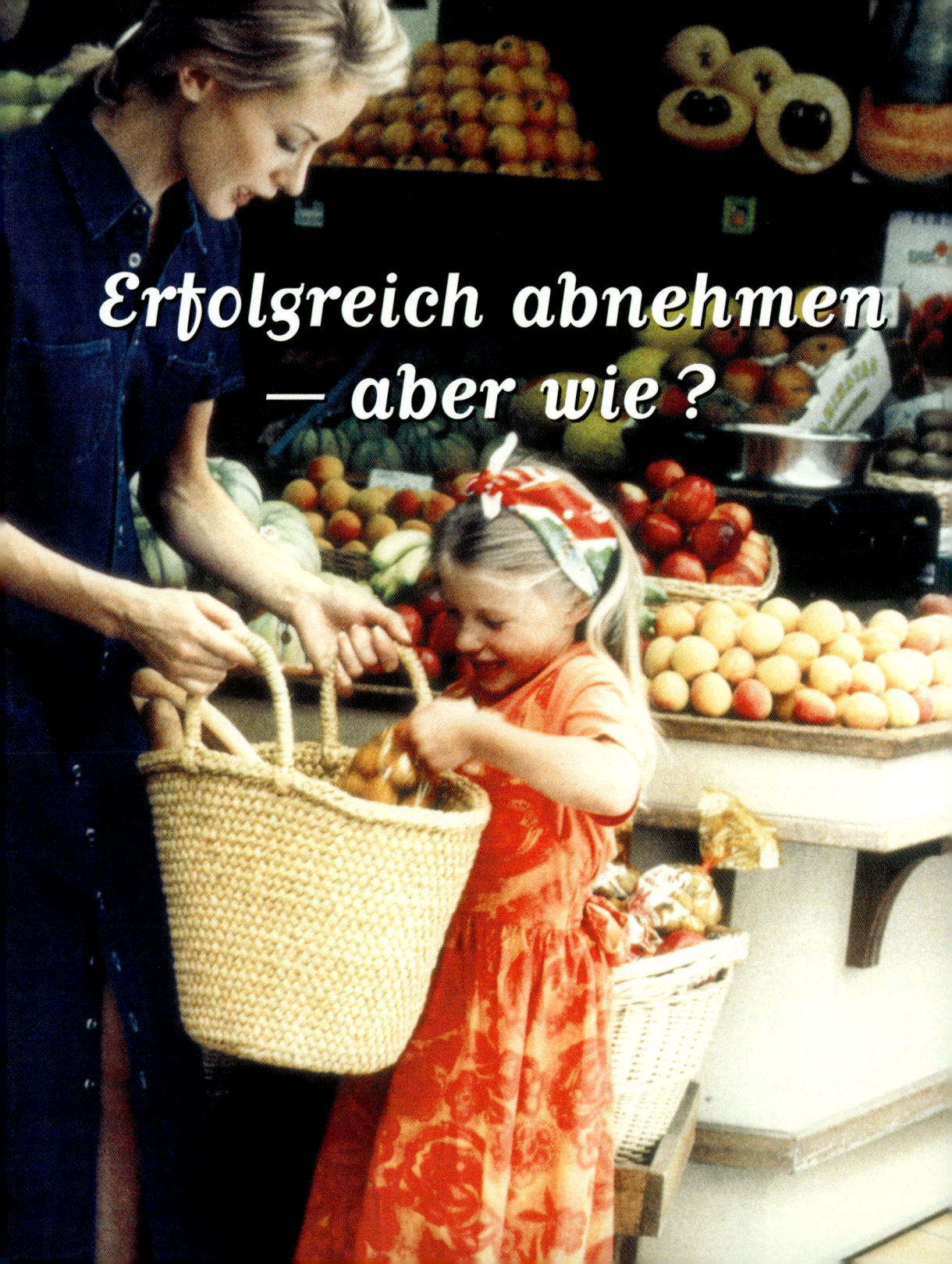

Erfolgreich abnehmen — aber wie?

Reduktionskost für Kinder – die Praxis (für 6 bis 16-jährige)

Energiezufuhr

Wie wir inzwischen wissen, kann ein übergewichtiges Kind nur abnehmen, sein Körper also von den eigenen Fettreserven zehren, wenn die Energiezufuhr durch Essen und Trinken unterhalb des Verbrauchs

KALORIENBEDARF PRO TAG	
Kinder 6-9 Jahre	1500 - 2000 kcal
Kinder 12-14 Jahre	2200 - 2500 kcal
Jugendliche ab 14 Jahre	bis zu 3000 kcal

liegt. Das bedeutet, daß man zunächst einmal den normalen Energiebedarf eines Kindes kennen muß, um festzusetzen, mit welcher Energiezufuhr der Fettabbau erfolgreich sein wird. Wie aus der Tabelle ersichtlich, ist der Energiebedarf von Kindern im Laufe der Entwicklung sehr unterschiedlich. Während im Alter zwischen 6 und 9 Jahren etwa 1500 - 2000 kcal pro Tag benötigt werden, sind es zwischen 12 und 14 Jahren bereits 2200 - 2500 kcal täglich. Bei Jugendlichen steigt der Bedarf bis auf 3000 kcal. Diese Angaben beziehen sich auf das altersgemäße Normalgewicht eines Kindes, es kann damit dieses Gewicht halten, ohne zu - oder abzunehmen. Extreme körperliche Betätigungen sind nicht berücksichtigt und können den Bedarf zum Teil beträchtlich erhöhen. Um effektiv abzunehmen, muß das Kind seine tägliche Energieaufnahme nun über längere Zeit unter den tatsächlichen täglichen Bedarf reduzieren, damit das Kaloriendefizit durch Abbau körpereigener Energiereserven (Fettdepots) gedeckt werden kann. Eine solche Einschränkung ist grundsätzlich zwar nötig, sollte bei Kindern jedoch nicht zu drastisch erfolgen, da sie eine zu strenge Reduktionskost bei Auftreten starker Hungergefühle nicht lange durchhalten würden. Ihnen fehlt einfach noch die Einsicht in die Notwendigkeit einer Gewichtsabnahme und auch noch die Selbstbeherrschung, um sich längerfristig zu stark einzuschränken.

Zum Abnehmen ideal: eine Kost mit 1200 - 1500 kcal täglich.

Es empfiehlt sich daher, Kindern und Jugendlichen zum Abnehmen zuhause, je nach Alter, eine Kost mit 1200 - 1500 kcal täglich anzubieten. Eine Nahrungsbeschränkung in diesem Ausmaß gewährleistet einerseits noch eine spürbare Gewichtsabnahme, die zur Motivation und zum Durchhalten wichtig ist, und verhindert andererseits bei vollwertiger Diätzusammenstellung, daß die Kinder zu hungrig werden oder gar Mangelerscheinungen auftreten. Eine solche Reduktionskost ist also für Kinder durchzuhalten und erfolgversprechend.

Ab der 3. Woche geht das Abnehmen langsamer. Das ist normal.

Anfangs wird die Gewichtsabnahme bei dieser Energiezufuhr relativ rasch von statten gehen, dann aber, wie bei jeder Diät, langsamer werden. Etwa ab der 3. Woche hat der Körper sich an die Nahrungsbeschränkung gewöhnt, überflüssiges Körperwasser ist ausgeschieden, und die eigentlichen Fettdepots werden jetzt zur Energiegewinnung herangezogen. In diesem Stadium ist es wichtig, den Kindern zu erklären, daß diese Verlangsamung des Abnehmens normal ist, damit sie nicht entmutigt werden. Das Wiegen sollte jetzt vielleicht nur noch alle drei Tage stattfinden und nicht mehr täglich. Ein durchschnittlicher Gewichtsverlust von etwa 500 g pro Woche ist bei einer länger dauernden Diät für Kinder optimal. Insgesamt ist eine langsame, jedoch stetige Gewichtsabnahme drastischen und schnellen Abnahmeerfolgen vorzuziehen, weil der Erfolg dauerhafter ist. Zudem können Kinder sich ja noch ihr Längenwachstum zu Nutze machen, so daß auch das Konstanthalten ihres Gewichtes bereits ein wichtiger Schritt zur „Schlanken Linie" ist. Das Übergewicht, sofern es noch nicht zu ausgeprägt ist, "verwächst sich" so im Laufe der Zeit von selbst. Auch aus diesem Grund müssen Körpergewicht und Körpergröße bei übergewichtigen Kindern laufend kontrolliert werden, am besten bezieht man hier den Kinderarzt mit ein.

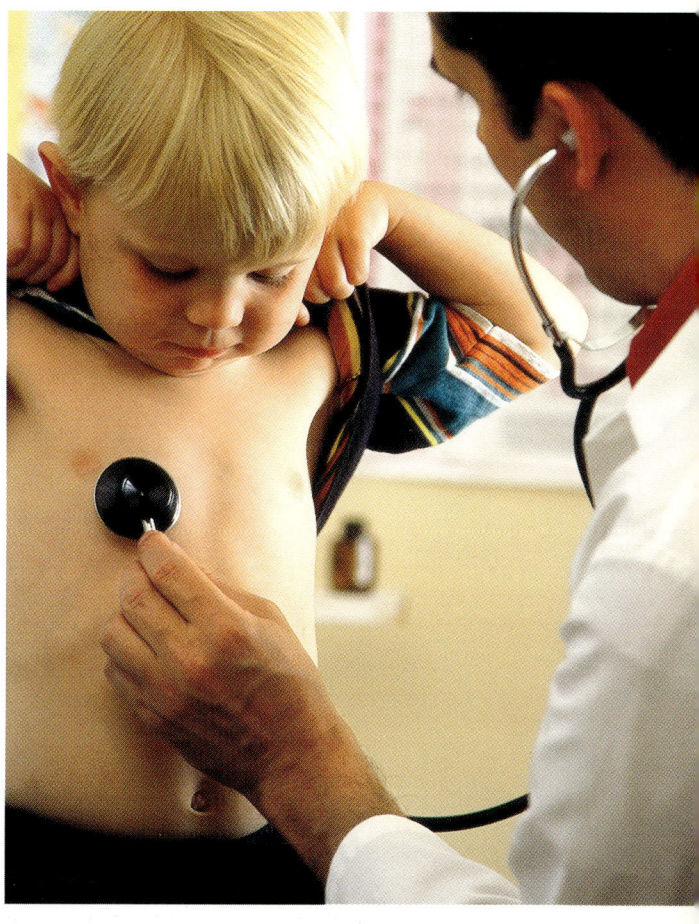

Der regelmäßige Besuch beim Kinderarzt gehört dazu.

Verteilung der Mahlzeiten im Tagesverlauf

Gerade bei einer kalorienreduzierten Diät für Kinder ist es wichtig, daß die Abstände zwischen den einzelnen Mahlzeiten, und damit der Hunger, nicht zu groß werden. Das Kind sollte mindestens fünfmal am Tag etwas zu essen bekommen, damit das korrekte Einhalten der Diät durch einen leeren Magen nicht gefährdet wird. Kleine Snacks am Vor- und Nachmittag helfen, Heißhungerphasen zu überbrücken und eventuellen Leistungstiefs vorzubeugen. Gerade bei Schülern ist die Pausenmahlzeit wichtig, um einen Konzentrationsabfall oder eine Unterzuckerung nach dem Sportunterricht zu verhindern, diese sollte daher etwas größer ausfallen als der Imbiß am Nachmittag.

Als optimal wird eine Verteilung der Nahrungsaufnahme über den Tag ungefähr nach folgendem Schema angesehen:

Optimal fürs Kind: Fünf kleine Mahlzeiten am Tag.

Zum 1. Frühstück ca.	20 %	der Tageskalorien
vormittags	15 %	der Tageskalorien
Zum Mittagessen	30 %	der Tageskalorien
nachmittags	10 %	der Tageskalorien
Zum Abendessen	25 %	der Tageskalorien

Das bedeutet bei einer Reduktionskost von 1200 - 1500 kcal eine Verteilung der Kalorien pro Mahlzeit in folgender Größenordnung:

	bei 1200	bzw. 1500	kcal täglich:
1. Frühstück	240	300	kcal
vormittags	180	225	kcal
Mittagessen	360	450	kcal
nachmittags	120	150	kcal
Abendessen	300	375	kcal

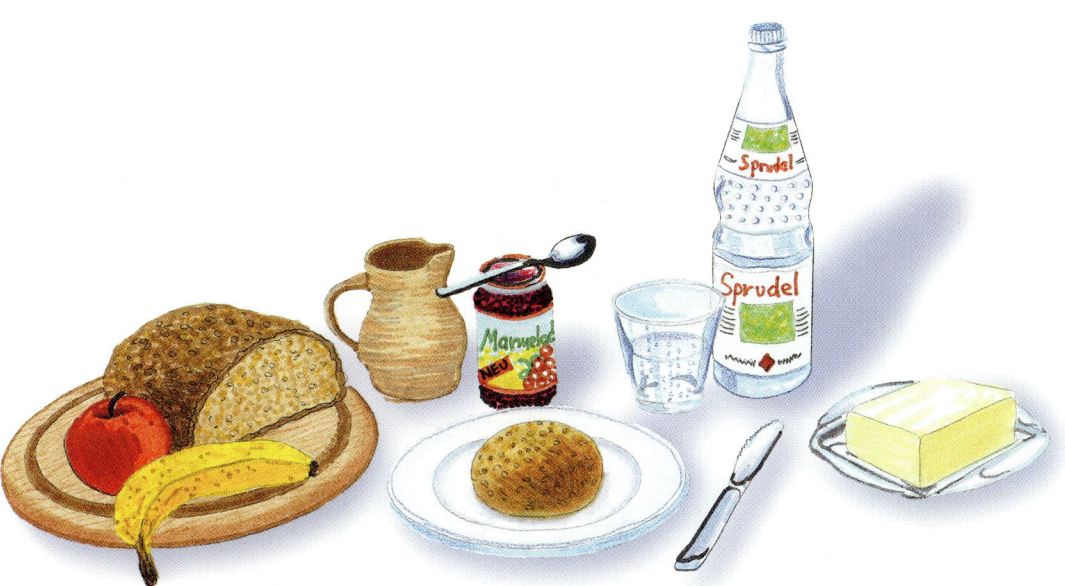

Wenn Ihr Kind ein "Morgenmuffel" ist und in der
Frühe noch nichts essen mag, so zwingen Sie es bitte
nicht dazu, sollten ihm aber unbedingt etwas zu trinken geben. Das Frühstück packen Sie ihm dann
zusammen mit der für die Schule vorgesehenen Pausenmahlzeit zum Mitnehmen ein. Am Vormittag ißt
es dies dann sicher mit großem Appetit.

Nährstoffe und Flüssigkeit sind lebensnotwendig

Der menschliche Körper, gleich welcher Altersstufe, benötigt alle Nährstoffe in bestimmter Menge und Ausgewogenheit, um gesund und funktionsfähig zu bleiben.
Diese Nährstoffe, die über eine ausgewogene, abwechslungsreiche Ernährung ausreichend aufzunehmen sind,
erfüllen im Körper lebenswichtige Funktionen. Durch
das Fehlen bzw. die unzureichende Zufuhr eines oder
mehrerer Nährstoffe kann es langfristig zu schweren

*Wichtig! Nährstoffe
überlegt auswählen.*

Gesundheitsstörungen kommen, die vor allem im Wachstumsalter dauerhafte Schäden verursachen können. Schon unter normalen Bedingungen ist es wichtig, die Nährstoffzufuhr durch gezielte und überlegte Nahrungsmittelauswahl dem kindlichen Bedarf während des Wachstums anzupassen. Von besonderer Bedeutung wird diese Bedingung jedoch bei einer Reduktionskost für übergewichtige Kinder. Es bedarf einiges Wissens, um beispielsweise die Vitamin-, Mineralstoff-, Kohlenhydrat- und Eiweißzufuhr nicht zu gering und die Fettaufnahme nicht zu hoch anzusetzen und die kalorienreduzierte Diät ausgewogen zu gestalten. Dieser hohe Anspruch an eine Kinder-Diät ist der Grund dafür, daß die meisten üblichen „Erwachsenendiäten" für Heranwachsende völlig ungeeignet sind.

Aufgaben der Nährstoffe

Fett, Kohlenhydrate und Eiweiß liefern Energie.

Fett, Kohlenhydrate und Eiweiß liefern zunächst die zum Leben benötigte Energie, haben darüber hinaus aber auch wichtige Aufgaben als Baustoffe zu versehen (z.B. als Muskeleiweiß). Vitamine, Mineralstoffe und Spurenelemente sorgen dafür, daß der Stoffwechselablauf funktioniert, regeln Körpervorgänge und dienen auch als Baustoffe, z.B. das Calcium in Knochen und Zähnen. Ballaststoffe regulieren die Darmtätigkeit, indem sie durch Vergrößerung des Stuhlvolumens für regelmäßig Verdauung sorgen und vor Verstopfung schützen. Das Wasser schließlich ist mengenmäßig der bedeutendste Nährstoff überhaupt, ohne Wasser werden Lebensvorgänge sehr schnell unmöglich. Wasser dient als Lösungs- und Transportmittel für andere Nährstoffe und körpereigene Stoffe und erfüllt auch als

Vitamine, Mineralstoffe und Spurenelemente regeln Körpervorgänge, manche dienen als Baustoffe.

Ballaststoffe sorgen für eine gute Verdauung.

Ohne Wasser kein Leben!

Baustoff, z.B. in den Zellen, eine lebenswichtige Funktion. Etwa 2/3 unseres Körpers bestehen aus Wasser, bei Kindern liegt der Wasseranteil sogar noch höher. Aus diesem Grund ist neben einer ausreichenden Nährstoffzufuhr, insbesondere auch während einer Reduktionsdiät, auf eine genügend große Flüssigkeitsaufnahme zu achten, eine Trinkmenge (möglichst kalorienfrei) von 1,5 bis 2 Liter pro Tag wird von den Kindern unbedingt benötigt, unter Umständen auch mehr.

Der Körper besteht zu etwa zwei Dritteln aus Wasser.

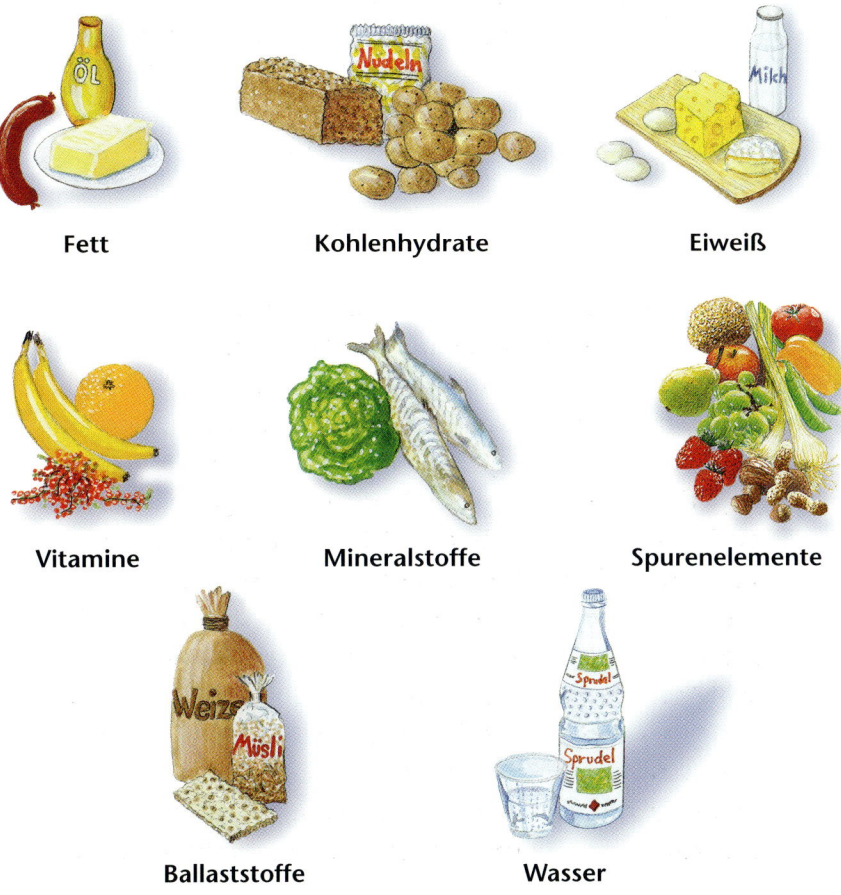

Fett **Kohlenhydrate** **Eiweiß**

Vitamine **Mineralstoffe** **Spurenelemente**

Ballaststoffe **Wasser**

Nahrungsmittelauswahl

Vorsicht bei fetten und zuckerhaltigen Speisen!

Eine vollwertige Ernährung sollte sich sowohl aus tierischen als auch aus pflanzlichen Produkten zusammensetzen. Einseitigkeit ist auf jeden Fall zu vermeiden. Durch abwechslungsreiche Kost sichern Sie am besten die Vitamin- und Mineralstoffversorgung und die Zufuhr anderer lebenswichtiger Nährstoffe.

Besonders zu beachten ist bei der kindgerechten Reduktionskost ein möglichst niedriger Fettgehalt der Nahrung durch sparsamen Umgang mit Koch- und Streichfetten sowie bevorzugte Auswahl magerer Produkte, vor allem bei Fleisch und Wurstwaren, Milch-(produkten), Käse und Fisch. Mit Zucker und zuckerhaltigen Speisen und Getränken soll das übergewichtige Kind möglichst wenig in Kontakt kommen. Gelegentlich dürfen Sie mit Süßstoff süßen und damit gesüßte Lightprodukte einsetzen (z.B. bei Getränken).

Wegen der hohen Nährstoffdichte für Vitamine, Mineralstoffe und Ballaststoffe sind Vollkornprodukte bei Brot, Nudeln, Reis und Backwaren zu bevorzugen, beim Fertigmüsli ist darauf zu achten, daß es möglichst kalorienarm und zuckerfrei ist. Als Getränke eignen sich am besten Mineralwasser und Früchtetee, gelegentlich auch mit Wasser verdünnter Fruchtsaft. Milch ist für Heranwachsende wegen ihres hohen Calciumgehalt sehr wichtig, deshalb sollte täglich etwa 1/2 Liter fettarme Milch getrunken werden, sowie magerer Käse, Joghurt oder Quark regelmäßig auf dem Speiseplan stehen. Salate und Rohkost sollten zu keiner Mahlzeit fehlen, da sie zum einen gut sättigen sowie die Verdauung anregen, und zum anderen wertvolle Vitamine, Mineralstoffe und Ballaststoffe liefern. Frisches Obst eignet sich gut als Zwischenmahlzeit oder als süßer Abschluß einer Mahlzeit und sollte täglicher Bestandteil der Ernährung sein.

Frisches Obst – die ideale Zwischenmahlzeit.

Insbesondere muß bei einer Reduktionskost darauf geachtet werden, daß mit wenig Energie viel Sättigung und eine ausreichende Nährstoffbedarfsdeckung erzielt wird. Abwechslung und Ausgewogenheit sind wichtig. Durch bewußte Auswahl der Nahrungsmittel werden diese Bedingungen erfüllt. Hier nochmal die Zusammenfassung:

"ERLAUBT" UND "VERBOTEN"

Täglich sollten Sie Ihrem Kind geben:

Vollkornprodukte (Brot, Reis, Teigwaren, Getreideflocken ...)

Gemüse, Kartoffeln

Obst, Salat,

Milch, Käse, Joghurt, Quark (magere Sorten)

zuckerfreie Getränke (Mineralwasser, Früchtetee)

im Wechsel: Fisch, mageres Fleisch, Geflügel, Eier

Möglichst meiden oder höchstens ganz selten anbieten sollten Sie:

Süßwaren, Schokolade, Kuchen

Knabbereien, Fastfood, Fertigsnacks

fette Wurst, fettes Fleisch, fetten Käse

Weißmehlprodukte

zuckerhaltige Getränke (Cola, Limo, süße Säfte)

Das Problem mit den Süßigkeiten

Süßigkeiten: Das Maß muß stimmen!

Wissenschaftliche Untersuchungen haben eindeutig gezeigt, daß die geschmackliche Vorliebe für "süß" angeboren ist. Bereits Säuglinge reagieren deutlich darauf. Verständlich ist deshalb das Verlangen von Kindern (und vielen Erwachsenen) nach süßen Nahrungsmitteln und Getränken. Grundsätzlich ist dagegen in gewissem Rahmen nichts einzuwenden, nur das Maß muß stimmen. Wenn das Verlangen nach Süßem suchthaften Charakter annimmt, wenn man sich damit tröstet, versucht Probleme "herunterzuschlucken" oder Ärger vertreiben will, ist schnell der Punkt erreicht, an dem die Ernährung unausgewogen wird, Übergewicht droht und nicht zuletzt die Zähne leiden. Häufig wird übermäßiger Süßigkeitenkonsum auch durch falsches Verhalten der Erwachsenen unterstützt: Etwa das süße Mitbringsel der Oma, die Tafel Schokolade als Trost für ein aufgeschlagenes Knie, die Süßigkeiten der Eltern als Betthupferl usw.

Ab und zu etwas Süßes einplanen! Aber Naschen möglichst vermeiden.

Gerade übergewichtige Kinder nehmen normalerweise einen erheblichen Anteil ihrer Tagesenergie über Süßigkeiten auf. Ein abruptes Verbot derselben bei einer Reduktionskost wäre deshalb sicher nicht erfolgreich. Mit Sicherheit würde das Kind dann naschen, wodurch die gedrosselte Energiezufuhr unkontrolliert gesteigert würde und der Abnahmeerfolg in Frage gestellt würde. Deshalb sollte in den Speiseplänen von übergewichtigen Kindern ruhig ab und zu mal etwas Süßes eingeplant werden, denn die reglementierte Nascherei erleichtert den Kindern das Durchhalten der Diät und die Ausbruch- oder gar Abbruchgefahr verringert sich. Allerdings müssen

Süßigkeiten genau eingeteilt werden; ein normalge-
wichtiges Kind sollte höchstens 150-200 kcal pro Tag
durch süße Schleckereien zuführen, Übergewichtige
natürlich weniger, und vor allem nicht täglich. Um

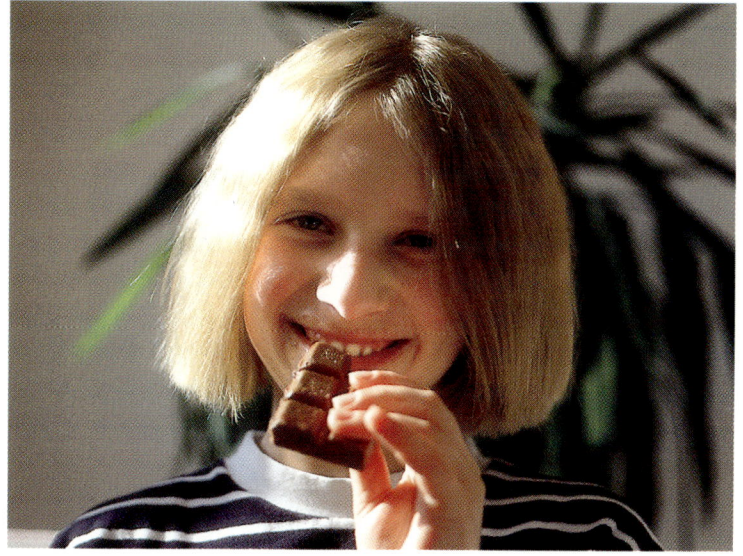

*Süßigkeiten ja, aber nur
in kleinen Mengen*

Ihnen die „Dosierung" zu erleichtern, haben wir auf
Seite 66 eine Tabelle mit dem Energiegehalt verschiedener Süßigkeiten und Naschereien zusammengestellt.

Um das geschmackliche Bedürfnis nach "süß" zu be-
friedigen, gibt es gesunde Alternativen; Obst,
verdünnte Fruchtsäfte, Milchprodukte mit (unge-
zuckerten) Fruchtzubereitungen und in Maßen Süßstoff und damit gesüßte Speisen und Getränke
(z.B. "light"-Getränke). Falsch wäre es jedoch, diese
künstlich gesüßten Produkte in unbegrenzter Menge
zu gestatten, da damit das Ernährungsverhalten nicht
geändert wird. Besser ist es, sie als Ausnahme zuzulassen,

*Alternativen zu Süßig-
keiten: Obst, Milchpro-
dukte, verdünnte Säfte.*

aber ansonsten zu versuchen dem Kind zu zeigen, das
etwas weniger süß auch gut schmecken kann.

Wenn die Diät gelingen soll...

Alle in der Familie sollten mitmachen.

Oft ist es ein weiter Weg, einem übergewichtiges Kind
(wieder) zu einer schlanken Figur zu verhelfen. Eltern,
Betreuer und das gesamte Umfeld müssen dabei gedul-

ENERGIEGEHALT EINIGER SÜSSIGKEITEN UND KNABBEREIEN

Produkt	kcal pro 100g	Portionsgröße	kcal pro Portion
Mars	452	58	262
Mars Mandel	493	49	339
Milky Way	454	25	113
Milky Way Safari	561	17	93
Milky Way Schokos	526	100	526
Milky Way Crispy Rolls	562	25	131
Milky Way Knusper Snack	553	25	138
Snickers	509	60	301
Twix	470	58	287
Bounty	467	57	268
Bounty zartherb	473	57	269
M&M`s Milchschokolade	487	45	214
M&M`s Milchschokolade u. Erdnüsse	514	45	231
Balisto Korn-Mix	515	41	212
Balisto Müsli-Mix	522	41	214
Balisto Joghurt-Beeren-Mix	515	41	212
Banjo	562	31	171

Produkt	kcal pro Portion	Produkt	kcal pro 100g
Cornetto Super Walnuß	254	Lakritz-Konfekt	354
Cornetto Classico Vanille	218	Lakritz-Schnecken	294
Cornetto Erdbeer	189	Lakritz Katinchen	320
Cornetto Nuß	243	Lakritz Stafetten	345
Magnum Mandel	323	Color-Rado	342
Magnum Classic	293	Goldbären,	340
Magnum Weiß	309	Happy Cola,	340
Magnum Cappuccino	298	Weinland (Fruchtgummi)	340
Bottermelk Zitrone	186	Tutti-Frutti	349
Blizz Lemon	90	Saure Pommes	340
Blizz Cola	87	Tropi Frutti	350
Blizz Power	99	Crunchips	524
Calippo Zitrone/Erdbeer	109	Chipsletten	511
Nogger	233	Peppies	480
Nogger Choc	286	Monster Munch	509
Cuja Mara Split	96	Club-Kräck Salz	475
Domino	134	Club-Kräck Cheese	490
Happen	92	Club-Kräck Pizza	540
Ed von Schleck	115	Erdnußlocken	485
Brauner Bär	140	Salzletten	405
Capri	53	Nic Nac`s	540
Buntstift	26		

dig mithelfen, denn allein kann das kein Kind schaffen, es ist von der Unterstützung seiner Umgebung abhängig. Immer wieder muß das Kind motiviert werden, die neue Ernährung/Diät durchzuhalten. Es muß bei Gewichtsstillstand oder Rückschlägen getröstet werden und soll letztendlich durch das vorbildhafte Verhalten seiner Bezugspersonen erkennen, daß es nicht allein dasteht, sondern daß die anderen sich auch gesünder ernähren. Das Ernährungsverhalten der gesamten Familie sollte sich bessern. Andere übergewichtige Familienmitglieder sollten gemeinsam mit dem Kind abnehmen, und so dazu beitragen, daß das übergewichtige Kind nicht in eine Außenseiterrolle gedrängt wird. Gesundes, kalorienarmes Essen darf nicht zum zentralen (=nervtötenden) Familienthema werden, sondern muß ganz normal in den Alltag integriert werden. Die Dramatisierung möglicher Rückschläge wäre falsch, ständige Ermahnungen belasten nur. Alle Beteiligten müssen wissen, daß am erfolgversprechendsten eine langsame, aber konsequente Ernährungsumstellung ist, die dauerhaft zum Abbau von überflüssigen Pfunden führt. Nur so kann das erreichte niedrigere Gewicht dann auch gehalten werden.

FAZIT

Geduld ist gefragt, Bemühungen und Erfolge müssen belohnt werden. Konsequente Kontrolle von Gewicht und Größe müssen zur Gewohnheit werden; kleinen Rückschlägen ist möglichst sofort wieder durch gezielte Maßnahmen zu begegnet, denn 1 kg Gewichtszunahme ist schneller wieder zu beseitigen als 5 kg!

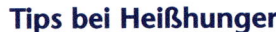
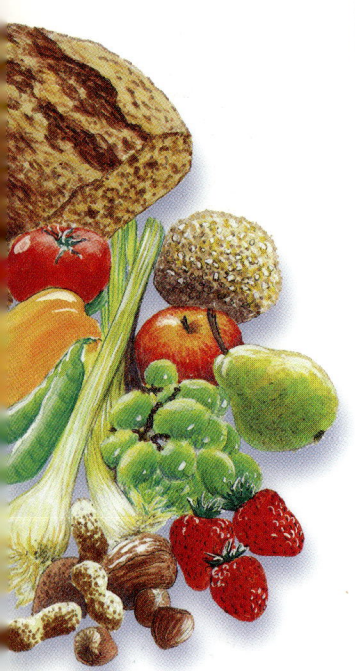

Darauf sollten Sie bei einer Kinder-Diät achten

ZUSAMMENFASSUNG

Energiezufuhr (je nach Alter) auf etwa 1200
bis 1500 kcal reduzieren

Die Nahrung abwechslungsreich
und ausgewogen zusammenstellen

Wenig Fett, viel Gemüse, Obst und
Vollkornprodukte, täglich Milch verzehren

1,5 bis 2 Liter kalorienfreie Flüssigkeit am Tag
(Mineralwasser, Tee ohne Zucker) trinken

Kaloriensparende Zubereitungsarten wählen
(Kochen, Grillen, Bratfolie, Römertopf,
beschichtete Pfanne)

Sport und bewegungsintensive Spiele
unterstützen das Abnehmen

Tips bei Heißhunger

Auch eine perfekt zusammengestellte Diät kann nicht
immer verhindern, daß ein Kind beim Abnehmen gelegentlich von Heißhunger nach Süßigkeiten oder ande-
rem Eßbaren überfallen wird. Wenn es gelingt, diesen
kritischen Moment abzufangen, ohne daß das Kind sich
"vollstopft", dann ist schon viel erreicht. Oft sind es
nämlich gerade solche "Freßphasen", die den bereits er-
zielten Erfolg zunichte machen können. Zur Unterstützung für die Eltern folgen nun einige Ratschläge, die
helfen sollen, Eßgelüste während einer Diät abzufangen.

Wichtig ist festzustellen, welche Situationen für Ihr Kind besonders "gefährlich" sind, wann es besonders zu unkontrolliertem Essen neigt (Fernsehen, Langeweile, Kummer o.ä.). Passen Sie in diesen Situationen besonders auf. Machen Sie auch Ihrem Kind seine persönlichen Risikomomente deutlich und überlegen Sie gemeinsam, wie sie zu vermeiden sind.

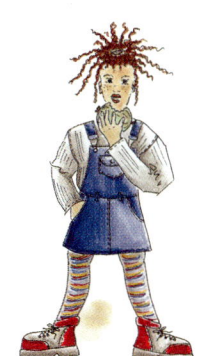

MÖGLICHKEITEN DER HILFE

Hier einige Möglichkeiten: Ablenkung ist die größte Hilfe gegen unkontrolliertes Essen.

Lassen Sie Ihr Kind mit anderen Kindern spielen, damit es nicht ständig ans Essen denkt, oder unternehmen Sie gemeinsam etwas, wenn es Ihre Zeit zuläßt.

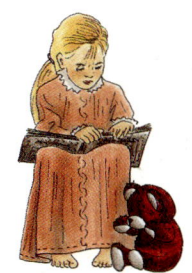

Lassen Sie es malen, basteln, handarbeiten oder werkeln, damit die Hände beschäftigt sind.

Fördern Sie bewegungsintensive Spiele im Freien sowie sportliche Betätigungen. Geben Sie Ihrem Kind ein spannendes Buch, auf das es sich voll konzentrieren muß und seine Gelüste vergißt.

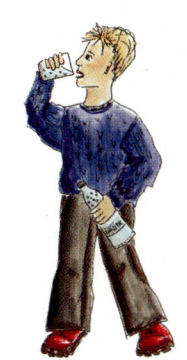

Vermeiden Sie das offen Liegenlassen von Eßbarem oder gar Süßigkeiten. Optische Anreize sind gefährliche Auslöser für Eßattacken!

Sagen Sie Ihrem Kind, daß es möglichst kein Geld mitnehmen sollte, wenn es draußen spielt, damit es keine Möglichkeit hat, sich etwas zum Essen zu kaufen.

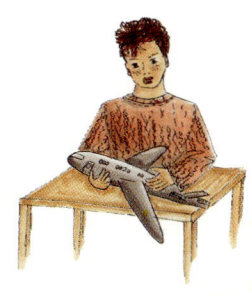

MÖGLICHKEITEN DER HILFE

Geben Sie ihm etwas zu trinken, wenn es über Hunger klagt, aber nichts Kalorienhaltiges! Getränke füllen den Magen und fördern die Sättigung.

Auch zuckerfreier Kaugummi eignet sich, die Eßgelüste zu unterbinden. Damit hat Ihr Kind etwas zum Beißen, ohne daß der Diäterfolg beeinträchtigt wird.

Wenn Ihr Kind trotzdem unbedingt etwas essen will, so geben Sie ihm rohe Möhren, Gurken, Radieschen oder Paprikastreifen zum Knabbern, evtl. auch ein Stück Obst oder einen Becher Magerjoghurt.

Hat das Kind heroisch seinen "Eßgelüsten" widerstanden, so sollten Sie es am nächsten Tag dafür belohnen. Eine kleine Aufmerksamkeit stärkt das Durchhaltevermögen Ihres Kindes.

Tips zum Gewichthalten

Wenn endlich das gewünschte Zielgewicht erreicht ist, das Kind erfolgreich abgenommen hat, stellt sich das Problem, dieses Gewicht nun zu stabilisieren. Groß ist die Gefahr, in altes, falsches Eßverhalten zurückzufallen und damit ganz schnell die wochen- oder monatelangen Bemühungen zunichte zu machen. Wenn man nicht aufpaßt, sind ganz schnell wieder ein paar Kilo „drauf". Damit das nicht passiert, und das Gewicht auf Dauer im Normalbereich bleibt, sollten Sie folgende Hinweise beachten.

NACH DER DIÄT BEACHTEN!

Die Nahrungsmittelauswahl soll so gesund
wie während der Diät bleiben.

Die Mengen dürfen jetzt langsam erhöht
werden, jedoch nur soweit, daß das Gewicht
nicht wieder ansteigt.

Jedes Pfund Gewichtszunahme ist am besten sofort
durch einen etwas kalorienärmeren Tag
wieder zu bekämpfen. Denn ein paar hundert
Gramm zuviel hat man schnell wieder im Griff.
Wenn es schon ein paar Kilo sind, wird der Weg
wieder sehr mühsam.

Die Waage muß also nach wie vor im Einsatz
bleiben, tägliches Wiegen muß aber nicht sein.

Bewegung an der frischen Luft, Spiel und Sport bleiben auch weiterhin „großgeschrieben".
Denn ein gesteigerter Energieverbrauch beugt
erneutem Übergewicht vor.

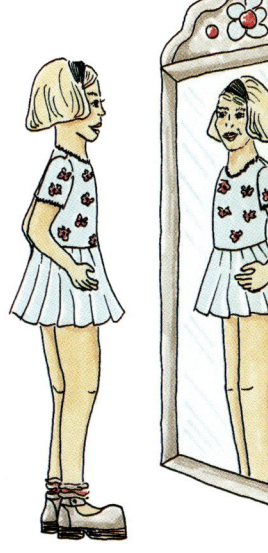

Weiterhin viel trinken! Auch jetzt nur Wasser,
Tee und Saftschorle anstatt gesüßter
Getränke auswählen.

Der 5-Mahlzeiten-Rhythmus ist beizubehalten,
auch das Pausenbrot bleibt wichtig.

Zeit und Ruhe beim Essen sowie kräftiges Kauen
fördern die Sättigung und helfen mit,
nicht zuviel zu essen..

Beim kleinen Hunger zwischendurch Gesundes
knabbern, nicht zu Süßigkeiten greifen!
Die bleiben auch weiterhin die Ausnahme.

Und nicht zuletzt: Immer wieder stolz in den Spiegel
schauen oder einen Blick auf die Gewichtskurve wer-
fen! Der Erfolg kann sich sehen lassen!

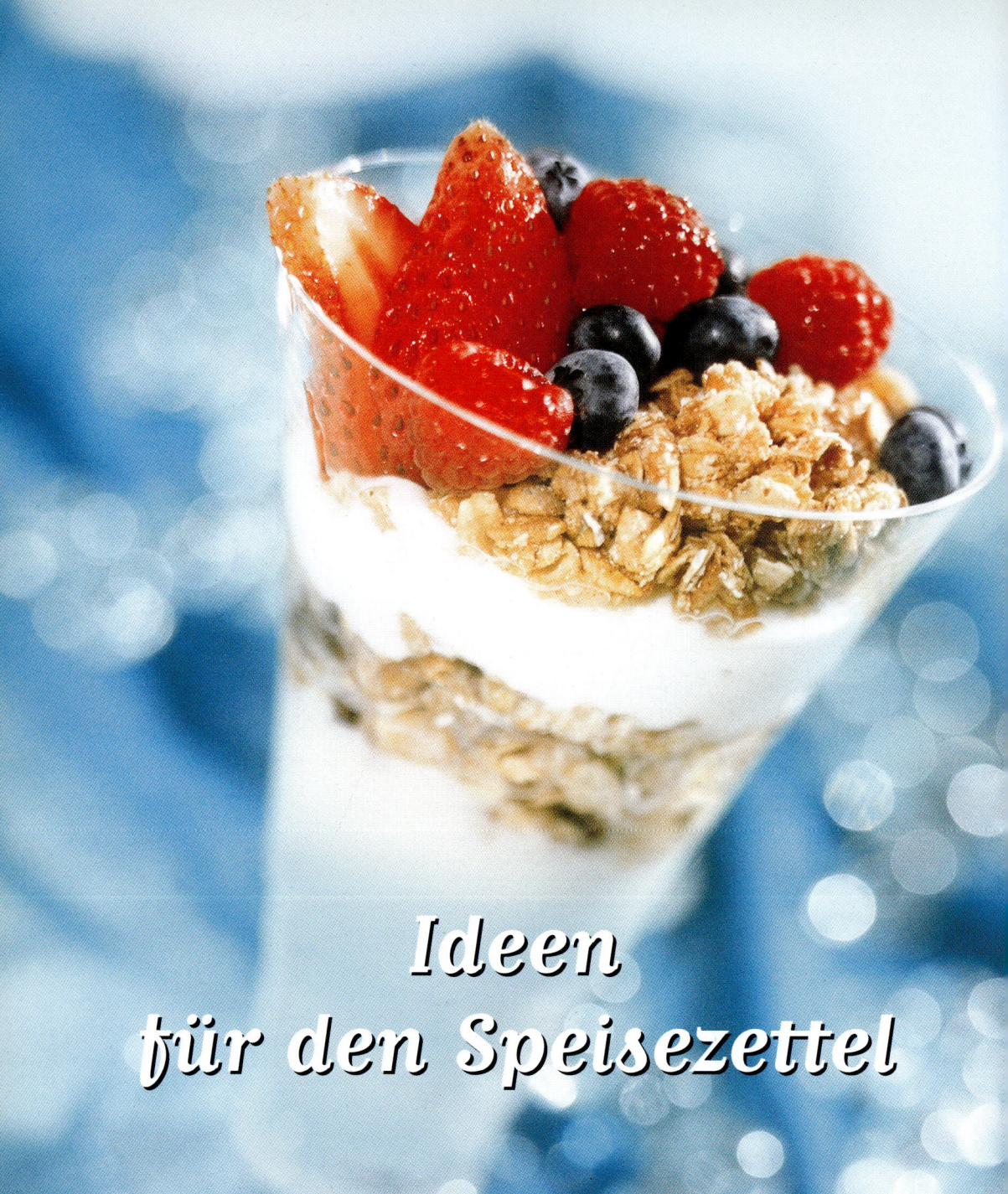

Ideen
für den Speisezettel

Der Speiseplan

In diesem Teil möchten wir Ihnen anhand einiger konkreter Beispiele zeigen, wie ein kindgerechter Speiseplan zur Gewichtsreduktion zusammengestellt werden kann. Dazu finden Sie im ersten Teil eine Reihe von einzelnen Rezepten für Frühstück, Pausenverpflegung, Mittag- und Abendessen sowie den Nachmittagssnack. Im zweiten Teil stellen wir Ihnen verschiedene komplette Diättage mit etwa 1200 kcal zusammen, aufgeteilt jeweils auf 5 Mahlzeiten. Um Ihnen das selbständige Zusammenstellen weiterer Diättage zu erleichtern, finden Sie auf den Seiten 84 und 85 eine Tabelle, in der die verzehrsüblichen Portionsgrößen gängiger Nahrungsmittel aufgeführt sind. Ab Seite 86 können Sie einer weiteren Tabelle den Energiegehalt von verschiedenen Nahrungsmitteln und Getränken entnehmen, die von Kindern an Festtagen oder zwischendurch gern verzehrt werden.

Das Frühstück

Ein geeignetes Frühstück gewährleistet einen guten Start in den Tag. Es ist nötig, um die über Nacht entleerten Nährstoff- und Energiespeicher wieder aufzufüllen und die Kinder fit für Schule und Freizeit zu machen. Etwa 20 % der Tagesenergie sollten jetzt aufgenommen werden, daß entspricht bei 1200 kcal etwa 240 kcal, bei 1500 kcal ungefähr 300 kcal. Zusätzlich sollten die Kinder Tee, Malzkaffee oder Milch trinken, Milch muß jedoch kalorisch hinzugerechnet werden. Kinder, die morgens absolut noch keinen Appetit haben, sollten wenigstens etwas trinken, damit die Flüssigkeitsspeicher wieder aufgefüllt werden.

Das Frühstück – wichtig für den Start in den Tag.

Das Pausenbrot

Das Pausenbrot schmeckt frisch und saftig, wenn Sie zwischen die Brotscheiben Salatblätter legen.

Das Schulfrühstück mit etwa 15 % der Tagesenergie (etwa 180 kcal bei 1200 kcal-Kost, 225 kcal bei 1500 kcal-Diät) verhindert einen Leistungs- und Konzentrationsabfall am Vormittag und sollte auf gar keinen Fall ausgelassen werden. Hat das Kind zuhause noch nichts gegessen, muß das Pausenbrot groß genug sein, um auch das erste Frühstück mit abzudecken. Gut geeignet ist beispielsweise mager belegtes Vollkornbrot, ein Stück Obst und ein Milchprodukt. Ein kalorienfreies Getränk (Früchtetee, Mineralwasser) sollte auch unbedingt dabei sein, unverzichtbar ist es vor allem an Tagen mit Sportunterricht.

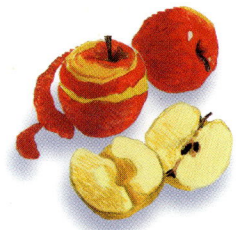

FRÜHSTÜCKSVORSCHLÄGE

MÜSLI MIT APFEL UND NÜSSEN	CORNED-BEEF-FRÜHSTÜCK	"STARTSCHUSS"
3 EL Haferflocken 2 EL Magerjoghurt 2 TL Zitronensaft 1 Apfel, geputzt und kleinge- schnitten 1 EL gehackte Nüsse (10g) 1 EL Weizenkeime (10g) evtl. etwas Süßstoff	1 Scheibe Grahambrot 1 gestr. TL Butter / Margarine 3 Scheiben Corned-Beef 1 Becher Magerjoghurt	2 Becher Magerjoghurt 1 kleine Apfelsine 1 kleiner Apfel 1/2 Banane 4 EL Cornflakes Obst kleinschneiden, unter den Joghurt rühren, mit Flakes überstreuen.

PAUSENVERPFLEGUNG

BIERSCHINKENBROT MIT RADIESCHEN	LEBERWURSTBRÖTCHEN MIT GURKE UND APFEL	GOUDABROT MIT BANANE
1 Scheibe Vollkornbrot 1 gestr. TL Butter / Margarine 1 Scheibe Bierschinken 1 Blatt Kopfsalat 1 Bund Radieschen (geputzt und gewaschen)	1 Brötchen 30g Geflügelleberwurst, mager 1 Gewürzgurke 1 Apfel	1 Scheibe Roggenmischbrot 1 gestr. TL Butter / Margarine 15g Gouda 1 Banane

Die Verpackung muß so gewählt werden, daß die
Verpflegung nicht zermatscht (Dose) und frisch bleibt.
Ein zwischen die Brotscheiben gelegtes Salatblatt hilft
Streichfett einsparen und läßt das Schulbrot frischer
und knackiger erscheinen.

Das Mittagessen

Ungefähr 30 % der Gesamtenergie sollten zum Mittag-
essen konsumiert werden; damit ist diese Mahlzeit die
Hauptmahlzeit. Bei 1200 kcal bekommt das übergewichtige Kind etwa 360 kcal am Mittag, bei 1500 kcal circa
450 kcal. Man sollte nicht vergessen, daß (nicht nur) Kinder auch mit den „Augen essen". Deshalb sollten die Speisen schön angerichtet sein, auf einem nett gedeckten
Tisch serviert werden, und evtl. mit einem lustigen Nachtisch abgerundet werden. So haben Kinder auch Freude
beim Essen, wenn „Schmalhans" Küchenmeister ist.

*Auch Kinder essen
"mit den Augen".
Darum alle Speisen
appetitlich anrichten!*

MITTAGESSEN

BUNTER KÄSEBURGER

*80g Rinderhack
Paprikapulver, Salz, Pfeffer
1 TL Öl
1 Scheibe Edamer (20g)
1 Hamburger-Brötchen
1 TL Ketchup
Salatblätter, Gurkenscheiben,
Tomatenscheiben*

*Hackfleisch würzen und formen, in
Öl braten, mit Ketchup bestreichen,
zusammen mit den anderen Zutaten zwischen die Brötchenhälften
legen.*

Zusätzlich: 150g frische Beeren

WÜRSTCHEN MIT SAUERKRAUT

*2 kleine Wiener Würstchen
1 kleine Dose Sauerkraut
3 mittelgroße Salzkartoffeln*

zusätzlich: 1 Banane

KALBSFRIKASSEE MIT REIS

*150g Kalbfleisch
1/4 l Wasser, Zitronensaft,
Salz, Pfeffer
2 EL Sahne
100g Spargel (Dose oder frisch)
gehackte Petersilie
30g Reis (Rohgewicht)*

*Fleisch garkochen und klein-
schneiden, mit Sahne und Spar-
gelstücken zu einem Frikassee
verarbeiten, dazu körnig
gekochter Reis*

*zusätzlich Gurkensalat
aus 1/2 Gurke*

NACHMITTAGSSNACK

1 KLEINES STÜCK
OBSTKUCHEN

oder

1 BANANE

oder

1 APFEL, ORANGE
ODER BIRNE

oder

1 BECHER FRUCHTJOGHURT

oder

1/4 L VOLLMILCH

Nachmittags-Imbiß

Diese Mahlzeit ist eigentlich nur ein kleiner Snack.
Bei 1200 kcal sollte er 120 kcal nicht übersteigen, bei
1500 kcal dürfen es auch 150 kcal sein. Dieser Zeit-
punkt ist gut geeignet, um Nahrungsmittel zu geben,
die im bisherigen Tagesverlauf vielleicht noch etwas
kurz gekommen sind, also beispielsweise Obst oder
Joghurt. Und auch das Trinken sollte nicht vergessen
werden, vor allem, wenn die Kinder nachmittags
draußen herumtollen.

Das Abendessen

Das Abendessen deckt die restlichen 25 % der Tagesenergie, bei 1200 kcal sollte es etwa 300 kcal und bei
1500 kcal ungefähr 375 kcal enthalten. Es sollte nicht
zu spät gegessen werden und leicht verdaulich sein,
denn mit vollem Bauch schläft es sich schlecht.

ABENDESSEN

PIKANTER HÜTTENKÄSE MIT KNÄCKE	EIERSALAT MIT PILZEN	WURSTSALAT
1/2 Becher Hüttenkäse 1 Scheibe gekochter Schinken (30g), kleingeschnitten Kräuter, Salz, Pfeffer	2 Eier, hartgekocht und gewürfelt 100g Champignons, geschnitten (Dose) 1 Gewürzgurke, kleingeschnitten 2 EL Magerquark Zitronensaft, Salz, Pfeffer, Curry feingehackte Kräuter Salatblätter 2 Scheiben Vollkornknäcke	50g Leberkäse oder Fleischwurst (mager), kleingeschnitten 1 Zwiebel in Ringen 1 Tomate, gewürfelt 1 Gewürzgurke, gewürfelt 1 TL Sonnenblumenöl Essig, Schnittlauch, Salz, Pfeffer
Zutaten miteinander vermischen, auf 2 Scheiben Knäcke verteilen		Zutaten mit der Salatmarinade vermischen
Dazu: Tomaten- und Gurkenschei- ben und 1 Orange	Eiersalat aus den Zutaten bereiten, auf Salatblättern anrichten, dazu das Brot essen	Dazu: 1 Vollkornbrötchen und 1 kleiner Apfel

Vorschläge für Diät-Tage mit ca. 1200 kcal

SCHULTAG 1

1. FRÜHSTÜCK

FRÜCHTEMÜSLI `200 kcal`

20g Haferflocken	2 Eßlöffel
100g Apfelsinen	1 Stück, klein
100g Äpfel	1 Stück, klein
75g Bananen	1/2 Stück, klein
30g Magerjoghurt,	
ohne Frucht	2 Eßlöffel

Haferflocken mit Joghurt und Orangensaft vermischen, geriebenen Apfel und kleingeschnittene Banane untermischen.

2. FRÜHSTÜCK

INDIANERFRÜHSTÜCK `200 kcal`

45g Graubrot	1 Scheibe
5g Halbfettmargarine	1/2 Teelöffel
15g fettarme Wurst	
(Bierwurst, Jagdwurst...)	1 Scheibe
Salatblätter	2 Blätter
50g Senfgurke	1 Stück, klein

Dazu:
100g Birnen	1 Stück, klein

MITTAGESSEN

HÜHNERFRIKASSEE `350 kcal`

200g Hühnerbrust	
Salz, Pfeffer	wenig
5g Sonnenblumen-	1 Teelöffel, gestr.
margarine	
15g Zwiebeln	1/2 Stück
30g Weißwein, leicht	2 Eßlöffel
50g Champignon	1 kleine Dose
5g Mehl	2 Teelöffel
30g Reis	2 Eßlöffel

Hühnchenbrust in Salzwasser garen. Zwiebeln in heißem Fett andünsten, gewürfeltes Fleisch zugeben, mit Hühnerbrühe auffüllen. Angerührtes Mehl einlaufen lassen, Champignons zugeben, abschmecken, dazu körnig gekochter Reis.

GEMISCHTER SALAT `50 kcal`

50g Kopfsalat	1 Portion
50g Tomaten	1 Stück, klein
150g Salatgurke	1/4 Stück
5g Sonnenblumenöl	1 Teelöffel
Essig	nach Geschmack
gemischte Kräuter	reichlich
Salz, Pfeffer	wenig

Aus Öl, Essig, Gewürzen und Kräutern eine Soße bereiten, zerkleinertes gewaschenes Gemüse dazugeben, sofort servieren.

KIRSCHEN-NACHTISCH `50 kcal`

100g Kirschen

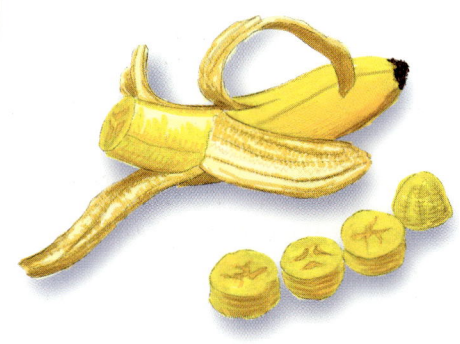

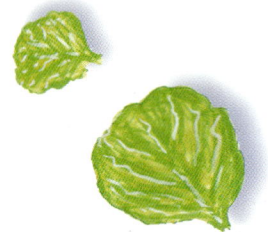

NACHMITTAG

KNÄCKEBROT MIT MARMELADE `50 kcal`

10g Knäckebrot	1 Scheibe
30g Speisequark, mager	1 Eßlöffel
5g Marmelade	1/2 Teelöffel

Knäckebrot mit Quark und Marmelade bestreichen.

ABENDESSEN

KALTER BRATEN `250 kcal`

100g Kalbfleisch, gegart	
30g Magerjoghurt,	
ohne Frucht	2 Eßlöffel
10g Senf	1 Teelöffel
Salz, Pfeffer	wenig
50g Gewürzgurke	1 Stück
50g Tomaten	1 Stück, klein
45g Vollkornbrot	1 Scheibe

Joghurt mit Senf und Gewürzen ver-rühren, über den Braten geben.

KOPFSALAT `50 kcal`

50g Kopfsalat	1 Portion
30g Magerjoghurt,	
ohne Frucht	2 Eßlöffel
5g Sonnenblumenöl	1 Teelöffel
Essig	wenig
Salz	1 Prise
Pfeffer	wenig
Knoblauchpulver	wenig
gemischte Kräuter	nach Geschmack

Joghurtmarinade bereiten, mit geputztem Salat mischen.

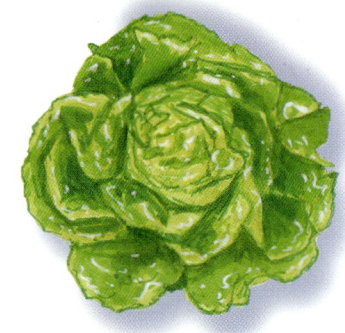

SCHULTAG 2

1. FRÜHSTÜCK

ORANGENJOCCA `150 kcal`

50g Hüttenkäse	1/4 Becher
130g Apfelsinen	1 Stück, klein
20g Knäckebrot	2 Scheiben

2. FRÜHSTÜCK

WURSTBROT / BUTTERMILCH-FRUCHT-SHAKE `300 kcal`

20g Knäckebrot	2 Scheiben
5g Halbfettmargarine	1/2 Teelöffel
20g Geflügelwurst	
40g Radieschen	1/2 Bund
Dazu:	
200g Buttermilch-Frucht-Shake	
(Fertigprodukt)	1 Becher

MITTAGESSEN

HÄHNCHENKEULE MIT BLUMENKOHL

350 kcal

200g Huhn, Keule	1 Stück
200g Blumenkohl	1 Portion
Salz und Pfeffer	etwas
Muskat	wenig
Paprika-Pulver	etwas
60g Kartoffeln	1 Stück

Keule mit Gewürzen einreiben, im Grill oder in Alufolie garen. Blumenkohl und Kartoffel in Salzwasser garen, würzen.

Zusätzlich:
3 Mandarinen (150g)

NACHMITTAG

QUARK MIT MARMELADE **100 kcal**

90g Speisequark, mager	3 Eßlöffel
10g Marmelade	1 Teelöffel

Quark mit Wasser und Marmelade verrühren.

ABENDESSEN

ROASTBEEF MIT MEERRETTICH-NUSS-QUARK

250 kcal

60g Roastbeef	
60g Speisequark, mager	2 Eßlöffel
5g Meerrettich im Glas	1/2 Teelöffel
Walnüsse	2 halbe Nüsse
50g Weizenvollkornbrot	1 Scheibe

Quark mit Meerrettich und feingehackten Walnüssen verrühren. Roastbeef auf die Brote geben, mit dem Quark servieren.

KOPFSALAT **50 kcal**

50g Kopfsalat	1 Portion
30g Magerjoghurt, ohne Frucht	2 Eßlöffel
5g Sonnenblumenöl	1 Teelöffel
Essig	wenig
Salz	1 Prise
Pfeffer	wenig
Knoblauchpulver	wenig
gemischte Kräuter	nach Geschmack

Joghurtmarinade bereiten, mit geputztem Salat mischen.

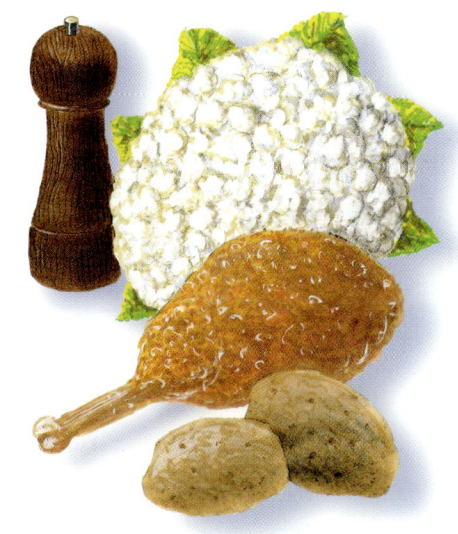

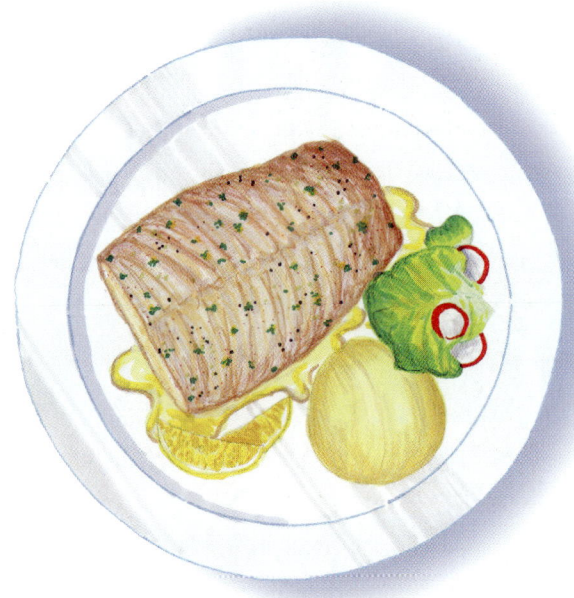

SCHULTAG 3

1. FRÜHSTÜCK

QUARK MIT PAMPELMUSE `200 kcal`

120g Speisequark,	*4 Eßlöffel*
mager	
6g Cornflakes	*3 Eßlöffel*
300g Pampelmuse	*1 Stück*
Süßstoff	*wenig*

*Pampelmuse in Stückchen schneiden,
unter den Quark rühren, süßen, mit
Cornflakes bestreuen.*

---

2. FRÜHSTÜCK

SCHINKENFRÜHSTÜCK `250 kcal`

50g Roggenvollkornbrot	*1 Scheibe*
5g Butter/Margarine	*1 Teelöffel, gestr.*
30g Lachsschinken	*3 Scheiben*
50g Tomate	*1 Stück, klein*
150g Apfelsine	*1 Stück, klein*

MITTAGESSEN

GEGRILLTE SCHOLLE `250 kcal`

150g Schollenfilet	
Zitronenspalte	*1 Stück*
Salz und Pfeffer	*etwas*
5g Sonnenblumenöl	*1 Teelöffel*
2g Petersilie	*1/2 Teelöffel*
50g Kopfsalat	*1 Portion*
20g Kresse	
40g Radieschen	*1/2 Bund*
Zitronensaft	*1 Spritzer*
Salz und Pfeffer	*etwas*
Zwiebelpulver	*wenig*
Süßstoff	*wenig*
Gemischte Kräuter	*nach Geschmack*
60g Kartoffeln	*1 Stück*
Salz	*etwas*
Petersilie	*wenig*

*Schollenfilet waschen, mit Zitronensaft
säuern. Mit Salz und Pfeffer würzen und
mit Öl einpinseln. Auf jeder Seite ca.
5 Minuten grillen (oder in Alufolie im
Backofen garen). Mit gehackter Petersilie
bestreuen und mit Zitronenspalten reichen.
Kopfsalat putzen, waschen, zerkleinern,
Kresse waschen, Radieschen in dicke
Scheiben schneiden. Alle Zutaten vermengen, mit der Marinade übergiessen.
Dazu 1 Salz- oder Pellkartoffel*

Zusätzlich:
    1 Apfel   `100 kcal`

NACHMITTAG

JOGHURT MIT WEIZENKEIMEN `100 kcal`

150g Magerjoghurt   1 Becher
ohne Frucht
10g Weizenkeime   1 Eßlöffel
Süßstoff   wenig

*Joghurt mit Keimen und Süßstoff
mischen.*

ABENDESSEN

GEFLÜGELSALAT `250 kcal`

150g Hähnchenbrust
50g Erbsen   1/2 kleine Dose
50g Champignon   1/2 kleine Dose
15g Reis, ungeschält   1 Eßlöffel
30g Magerjoghurt   2 Eßlöffel
ohne Frucht
Zitronensaft   nach Geschmack
Salz und Pfeffer   etwas
Frischer Dill   wenig

*Hähnchenbrust und Reis getrennt weich-
kochen, erkalten lassen. Fleisch klein-
schneiden und mit den übrigen Zutaten
vermengen, Marinade darübergießen.*

Zusätzlich:
   1 Fruchteis `50 kcal`

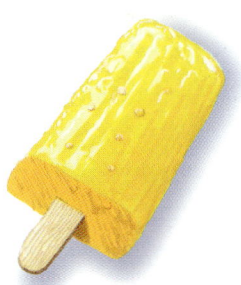

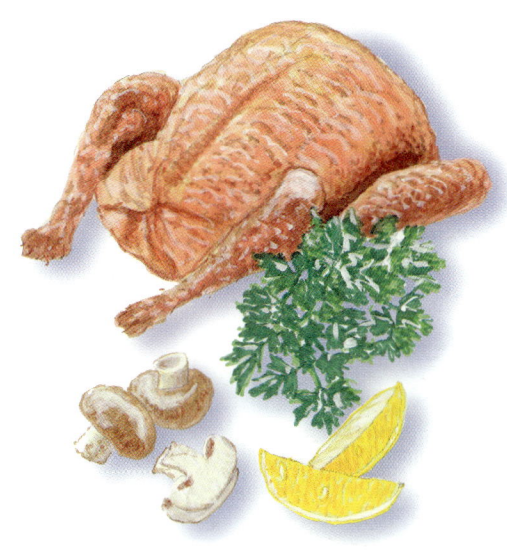

SAMSTAG

1. FRÜHSTÜCK

ZWIEBELQUARK MIT SCHINKEN `300 kcal`

120g Speisequark, mager 4 Eßlöffel
15g Zwiebeln   1/2 Stück, klein
Schnittlauch   wenig
Paprikapulver   wenig
Salz, Pfeffer   wenig
50g Roggenvollkornbrot 1 Scheibe
5g Butter/Margarine   1 Teelöffel,
gestr.
30g Lachsschinken   3 Scheiben

*Brot mit Butter bestreichen, mit Schin-
ken belegen. Quark mit Wasser cremig
rühren, würzen.*

2. FRÜHSTÜCK

100 kcal

200g Birnen   1 Stück, groß

MITTAGESEN

BUNTES REISGERICHT **450 kcal**

80g gem. Hackfleisch
5g Sonnenblumenöl   1 Teelöffel
50g Sellerie
50g Salatgurke
50g Tomaten   1 Stück, klein
100g Paprika   1 Stück
Paprikapulver   wenig
Petersilie   reichlich
Schnittlauch   reichlich
30g Reis   2 Eßlöffel

Das Fleisch in den heißen Fett kurz
anbraten, den gewürfelten Sellerie, den
Reis, das in Stücke geschnittene Frucht-
fleisch der Gurke, die Paprikastreifen
und die gehäutete, geviertelte Tomate
dazugeben, mit Paprikapulver bestäuben
und mit Flüssigkeit auffüllen, das
Gericht aufkochen und zugedeckt bei
mäßiger Hitze garen. Mit frisch
gewiegten Kräutern anrichten.

NACHMITTAG

JOGHURT, GESÜSST **50 kcal**

150g Magerjoghurt,
ohne Frucht   1 Becher
Süßstoff   wenig

ABENDESSEN

CAMEMBERT MIT TOMATE **300 kcal**

80g Camembert
(30% Fett)
45 Leinsamenbrot   1 Scheibe
50g Tomaten   1 Stück, klein

Camembert in Scheiben auf das Brot
legen, dazu die Tomate.

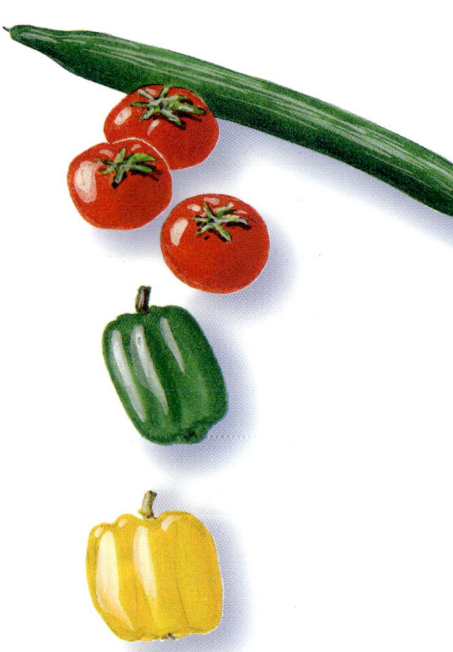

SONNTAG

1. FRÜHSTÜCK

TOMATENBROT `200 kcal`

45g Graubrot	1 Scheibe
10g Butter/Margarine	1 Teelöffel
100g Tomaten	1 Stück

2. FRÜHSTÜCK

`100 kcal`

150g Bananen	1 Stück, klein

MITTAGESSEN

KALBSSCHNITZEL MIT KOPFSALAT `200 kcal`

150g Kalbfleischschnitzel	
	1 Stück
5g Sonnenblumenöl	1 Teelöffel
Salz, Pfeffer	wenig
Basilikum	wenig
50g Kopfsalat	1 Portion
Kräuteressig	nach Geschmack
Salz, Pfeffer	wenig
Knoblauchpulver	wenig
Süßstoff	wenig
Gemischte Kräuter	wenig

Kalbsschnitzel mit Öl bepinseln, würzen und grillen oder fettfrei braten. Dazu geputzten Kopfsalat mit Essigmarinade servieren.

ZUSÄTZLICH:

REIS `200 kcal`

60g Reis	4 Eßlöffel

Anstelle 60g rohem Reis können Sie auch 200g gekochten Reis verwenden.

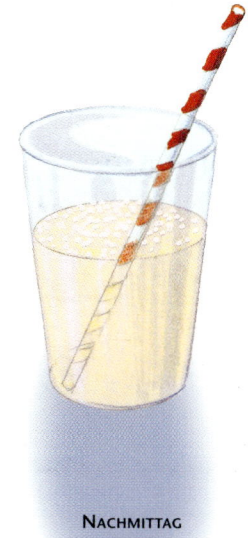

NACHMITTAG

BANANENMILCH `100 kcal`

150g entrahmte Milch,	
Magermilch, 0,3% Fett	1 Tasse
60g Bananen	1/2 klein
Süßstoff	wenig

Banane mit der Gabel zerdrücken oder im Mixer pürieren, süßen, mit Milch vermischen.

ABENDESSEN

SCHMELZKÄSEBRÖTCHEN `300 kcal`

62g Käse,	
(30% Schmelzkäse)	1 Ecke
40g Brötchen	1 Stück
100g Birnen	1 Stück, klein

Schmelzkäse auf die Brötchenhälften streichen, dazu die Birne.

Mengenangaben zur Aufstellung und Berechnung von Kostplänen

Weißbrot/Toastbrot	1 Scheibe	30 g
Graubrot	1 Scheibe	45 g
Vollkornbrot	1 Scheibe	50 g
Brötchen	1 Stück	45 g
Vollkornbrötchen	1 Stück	50 g
Knäcke	1 Scheibe	10 g
Gemüse	1 Portion	150–250 g
Tomate	1 Stück	50 g
Salatgurke	1/2 kleine	200 g
Blattsalat	1 Portion	100 g
Zwiebel	1 Stück	50 g
Radieschen	1 Stück	5 g
Salatsoße	1 EL	20 g
Haferflocken	1 EL gehäuft	10 g
Müsli (trocken)	1 Portion	50 g
Cornflakes	1 EL gehäuft	2 g
Apfel	1 Stück	150 g
Orange	1 Stück	200 g
Banane	1 Stück	200 g
Birne	1 Stück	150 g
Beeren	1 Portion	150 g
Grapefruit	1 Stück	220 g
Trauben	1 Portion	150 g
Mandarine	1 Stück	70 g
Butter/Margarine	1 TL	5 g
Butter/Margarine	1 EL	10 g
Wurst	1 Scheibe	30 g
Lachsschinken	1 Scheibe	10 g
Schinken gekocht	1 Scheibe	50 g
Hartkäse	1 Scheibe	30 g
Scheiblette	1 Scheibe	20 g
Weichkäse	1 Portion	30 g

Torte	1 Stück	150 g
Obstkuchen	1 Stück	130 g
Rührteigkuchen	1 Stück	70 g
Blätterteigstück	1 Stück	100 g
Plätzchen/Keks	1 Stück	5 - 10 g
Trinkmilch	1 Glas	200 g
Kondensmilch	1 TL	6 g
Joghurt	1 Becher	175 g
Schlagsahne	1EL gehäuft.	20 g
Quark	1 EL	30 g
Eier	1 Stück	60 g
Marmelade	1 TL	10 g
Honig	1 TL	10 g
Nuß-Nougat-Creme	1 TL	10 g
Kaffee / Tee	1 Tasse	150 g
Saft, Limo	1 Glas	200 g
Mehl	1 EL	10 g
Zucker	1 TL	5 g
Öl	1 EL	10 g
Essig	1 EL	10 g
Schnitzelfleisch roh	1 Portion	120 -150 g
Bratwurst	1 Stück	150 g
Bockwurst	1 Stück	115 g
Wiener Würstchen	1 Stück	50 g
Fischfilet	1 Stück	100 - 150 g
Kartoffeln roh	1 Stück klein	60 g
Kartoffelbrei fertig	1 Portion	90 g
Bratkartoffeln fertig	1 Portion	90 g
Knödel	1 Stück	100 g
Reis roh	1 EL	15 g
Reis gekocht	1 EL gehäuft	30 g
Nudeln roh	1 EL	10 g
Nudeln gekocht	1 EL	20 g

EL = Eßlöffel

TL = Teelöffel

Tips für besondere Situationen

Richtig auswählen beim Essen außer Haus.

Um den Weg zur schlanken Linie nicht zu gefährden, sollte man auch wissen, wie man sich „diätgerecht" in nicht alltäglichen Situationen verhält. Zuhause kalorienreduziert zu essen ist eine Sache, doch die richtige Auswahl bei Einladungen, im Restaurant oder im Urlaub zu treffen, ist sicher nicht immer ganz einfach. Unüberlegtes, vielleicht sogar zügellosen Essen und Trinken kann nämlich einen bösen Schrecken beim morgendlichen Gang auf die Waage nach sich ziehen. Um den zu verhindern, haben wir Ihnen hier den Kaloriengehalt verschiedener möglicher „Diätsünden" aufgeführt.

Energiegehalt von "Dickmachern" (Durchschnittswerte pro genannter Menge in kcal)

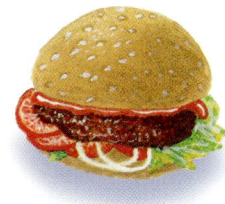

Aal (Flußaal)	150 g Rohgewicht	430
Aal, geräuchert	100 g	340
Amerikaner	100 g, 1 Stück	220
Apfelmus, gezuckert	125 g	100
Apfelsaft, gezuckert	0,5 l	237
Apfelstrudel	150 g, 1 Stück	345
Avocado	200 g	465
Baguette Champignon (TK)	250 g, 2 Stück	545
Baguette Salami (TK)	250 g, 2 Stück	605
Baumkuchen	100 g, 1 Stück	430
Big Mäc	210 g	550
Birne Helene	125-150 g (1 Port.)	330
Bismarckhering	125 g	270
Blätterkrokantschokolade	50 g (1/2 Tafel)	250
Bockwurst	115 g (1 Port.)	325
Bonbons in der Dose	50 g,	200
Bratkartoffeln	(aus 200 g Kartoffeln+15 g Fett)	320
Bratwurst (Schwein)	150 g (1 Port.)	520
Bregenwurst	50 g	180
Butter	1 Port., 20 g	150
Butterkäse	45 % F.i.Tr., 50 g	150

Cervelatwurst	50 g	235
Cheeseburger	120 g	320
Cocktail Sauce	4 EL	140
Cola	0,33 l	145
Cordon bleu (Schwein)	150 g	280
Cornflakes mit Milch	220 g	160
Creme Fraiche, 40% F.	2 EL, 30 g	120
Crepes	1 Port.,200 g	440
Croissant	45 g , 1 Stück	190
Crunch-Schokolade	50 g (1/2 Tafel)	260
Cumberland-Sauce	2 EL	100
Currywurst + Pommes frites + Ketchup		795
Dampfnudeln	2 Stück, 90 g	265
Datteln, getrocknet	50 g	145
Dominostein	60 g , 5 Stück	275
Doppelkeks m. Kakaocremefüllung	25 g, 1 Stück	130
Doppelrahm-Frischkäse, 70% F.i.Tr.	30 g	110
Edelpilzkäse, 70 % F.i.Tr.	30 g (1 Schb.)	145
Eierpfannkuchen	2 Stück ohne Zucker	440
Eiersalat, verzehrfertig	100 g	330
Eierteigwaren	50 g Rohgewicht	180
Eiscreme	75 g	150
Eisbecher m.Sahne + Früchten + Waffel	ca. 250 g	400
Eiskaffee	0,2 l	415
Eisschokolade	1 Port.	585
Elisen-Lebkuchen	40 g, 1 Stück	165
Entenbraten	200 g, 1 Port. m. Knochen	390
Erdnüsse, geröstet	50 g	300
Erdnußcreme	2 TL, 20 g	135
Erdnußflips	100 g	529
Erdnußmus	1 gestr. EL, 12-15 g	100
Erfrischungsstäbchen	50 g	205
Eßkastanien (Maronen)	100 g Rohware	190
Feigen, getrocknet	50 g	145
Fischmäc	150 g	450
Fleischkäse	125 g (1 Port.)	435
Fleischsalat	100 g	360
French-Dressing	3 EL	135
Frikadellen	150 g	300
Früchtebrot	100 g, 1 Stück	330
Frühstücksfleisch (Luncheon Meat)	50 g	150
Gänsebraten	200 g, 1 Port. m. Knochen	480
Gänseleber-Pastete	50 g	105
Gebackener Camembert	100 g	265
Geflügelsalat "Hawaii"	100 g	300

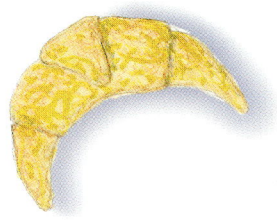

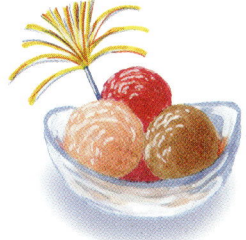

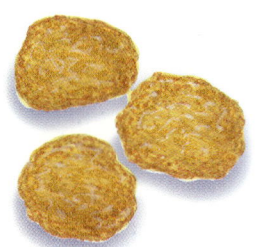

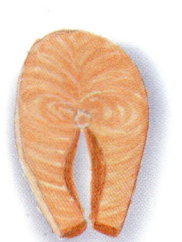

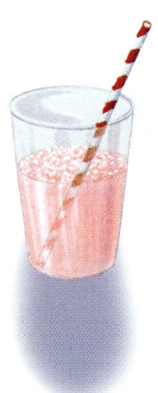

Geleefrüchte	50 g	170
Gelbwurst	50 g	140
Grillsauce	100 g	146
Hähnchen, gegrillt	1 Port. (250 g)	495
Hammelkotelett	125 g Rohgewicht	440
Hartkaramell-Bonbons	50 g	195
Haselnüsse	10 Kerne, 15 g	100
Honig	2 EL, 40 g	120
Honigkuchen	70 g, 1 Stück	235
Hot Dog, Fertig-Snack	120 g	330
Johannisbeer-Nektar, schwarz	0,5 l	275
Käse-Fondue	1 Port. (150 g Käsemischung + 200 g Brot)	1065
Käsekuchen (Hefeteig v. Blech)	100 g, 1 Stück	350
Käsesahnetorte	120 g, 1 Stück	335
Käsetoast mit Schinken und Früchten	140 g	310
Kaiserschmarrn	1 Port., 275 g	565
Kartoffelchips	100 g	535
Kartoffelpuffer, zubereitet	150 g (3 Stück)	310
Kasseler Rippchen, gekocht	125 g o. Kn.	310
Katenrauchwurst	50 g	155
Katzenzungen	30 g, (5 Stück)	150
Ketchup	5 EL, 100 g	100
Königinpastete	1 Stück nach üblichem Rezept	340
Kokosraspeln, getrocknet	50 g	305
Kroketten, fritiert	150 g (1 Port.)	270
Lachs, geräuchert	150 g	135
Lakritzkonfekt	50 g	170
Landjäger	60 g	230
Laugenbrezel	50 g, 1 Stück	150
Leberkäs`-Semmel	(125 g Leberk. + 1 Semmel)	515
Leberklöße	2 Stück, 180 g	340
Leberwurst	30 g	130
Limonade in der Dose	0,33 l	160
Malzbier	0,5 l	280
Mandel-Nougat-Schokolade	50 g (1/2 Tafel)	260
Marmelade	50 g	145
Marzipan	50 g	215
Marzipanstollen (Hefeteig)	100 g, 1 Stück	400
Mascarpone, 80 % F.i.Tr.	50 g	210
Matjesfilet	1 Filet 80 g	215
Mayonnaise, 80 % F.	1 EL, 25 g	180
Mettwurst	30 g	140
Milchmix Erdbeershake	0,3 l	380
Milchreis	300 g, 1 Port.	390
Mohnkuchen	100 g, 1 Stück	355

Mokka-Sahne-Schokolade	50 g (1/2 Tafel)	285
Mokka-Sahnetorte	120 g, 1 Stück	375
Mousse au Chocolat	125 g (1 Port.)	340
Münchner Weißwurst	125 g (1 Port.)	365
Nougat	50 g	250
Nuß-Nougat-Creme	2 TL, 20 g	105
Nuß-Schokolade	50 g (1/2 Tafel)	260
Öle	1 EL, 12 g	110
Ölsardine,	4 abgetropfte Sardinen 100 g	150
Oliven, schwarz "griech.Art"	100 g	350
Osterei, Nougat	20 g (1 Stück)	115
Osterei, Schokolade	25 g, (5 Stück)	125
Parmesan Streukäse, 35 % F.i.Tr.	2 EL, 30 g	120
Pfefferminz-Bonbons	50 g	200
Pfirsich Melba	125-150 g (1 Port.)	330
Pflaumenmus	3 TL, 40 g	100
Pizza	1 Stück aus der Pizzeria, Ø 24 cm, i.D.	910
Plockwurst	50 g	155
Plunderstückchen mit Marzipanfüllung	90 g, 1 Stück	365
Pommes frites, fritiert	150 g (1 Port.)	320
Popcorn	20 g	100
Pralinen mit Alkohol gefüllt	60 g (5 Stück)	230
Pralinen mit Fruchtcreme gefüllt	60 g (5 Stück)	210
Pralinen mit Marzipan gefüllt	60 g (5 Stück)	300
Pralinen mit Nüssen gefüllt	60 g (5 Stück)	275
Pralinen mit Trüffel gefüllt	60 g (5 Stück)	310
Pudding	125 g	120
Quarkauflauf mit Obst	300 g, 1 Port.	430
Quarkstollen	100 g, 1 Stück	360
Quiche Lorraine	180 g (1 Port.)	345
Raclette, 1 Port.(250g Racl.käse+250g Pellkart.+saure Beilage)		1240
Raclettekäse, 60 % F.i.Tr.	30 g (1 Schb.)	130
Ravioli	4 Stück mit etwas Soße, etwa 100 g	100
Remoulade, 80 % F.	1 EL	185
Rollmops	125 g, 1 Stück	270
Rosinen/Sultaninen	50 g	160
Rote Grütze	125 g mit 100 ml Milch	190
Rübensirup	50 g, 2 EL	150
Rührkuchen	70 g, 1 Stück	295
Sachertorte	100 g, 1 Stück	365
Sahne-Dickmilch	200 g	250
Sahne-Joghurt m.Frucht	150 g	225
Sahne-Meerrettich	2 EL, 50 g	170
Salami	30 g	160
Salzburger Nockerln	1 Port., 200 g	420

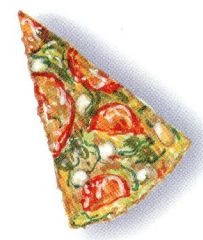

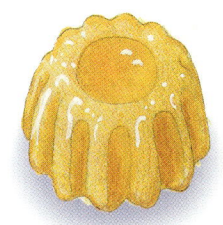

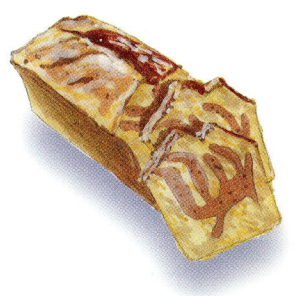

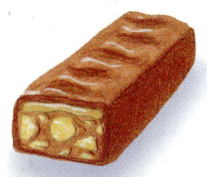

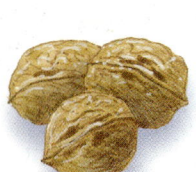

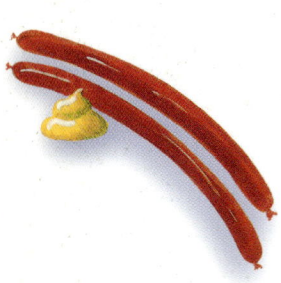

Sauce Hollandaise	50 g	195
Schafskäse	100 g	236
Schillerlocke	100 g	310
Schinkenspeck	30 g	190
Schlagsahne gezuckert	2 geh.EL, 50 g	160
Schmelzkäse, 70 % F.i.Tr.	31,25 g (1 Ecke)	130
Schoko-Haselnuß-Riegel	55 g (1 Stück)	260
Schoko-Karamel-Riegel	60 g (1 Stück)	270
Schoko-Keks-Riegel	18 g (1 Stück)	100
Schoko-Kokos-Riegel	30 g (1 Stück)	145
Schokolade mit Milchfüllung	25 g (2 Riegel)	135
Schokoladenpudding	125 g (1 Port.)	165
Schwäbische Maultasche	2 Stück, 110 g	180
Schwarzwälder Kirschtorte	140 g, 1 Stück	575
Schweinebauch (fett)	125 g Rohgewicht	485
Schweineschmalz	1 gestr. EL, 15 g	135
Schweinsohren (Blätterteig)	1 Stück	250
Semmelknödel (selbst zubereitet)	2 Stück, 150 g	185
Spekulatius	50 g, 5 Stück	225
Streichmettwurst	50 g	185
Studentenfutter	50 g	250
Sülzkotelett,	200 g	260
Teewurst, Rügenwalder Art	50 g	155
Thunfisch in Öl	1 Dose, Fischeinwaage 180 g	520
Tirami Su	150 g (1 Port.)	365
Vanillekipferl	40 g, 5 Stück	200
Vollmilch-Nuß-Schokolade	50 g (1/2 Tafel)	280
Vollmilchschokolade	50 g (1/2 Tafel)	260
Waffelmischung mit Cremefüllung	50 g	250
Waffeln (Rührteig)	1 Port., 200 g	570
Walnüsse	5 Kerne, 20 g	135
Weichkäse, 70 % F.i.Tr.	30 g	130
Weichkaramell-Bonbons	50 g	225
Weinbrand-Kirsche	55 g (5 Stück)	200
Weingummi	30 g	105
Weintrauben	250 g (1 Port.)	180
Weiße Schokolade	50 g (1/2 Tafel)	275
Wiener Würstchen	70 g (1 Paar)	200
Wurst-Käse-Salat	1 Port. (250 g)	880
Wurstsalat mit Öl	1 Port. (250 g)	625
Zartbitterschokolade	50 g (1/2 Tafel)	250
Zimtstern	75 g, 5 Stück	325
Zitronencreme	1 Port. (125 g)	240
Zucker	40 g, 2 EL	160
Zwiebelkuchen (Hefeteig v. Blech)	75 g, 1 Stück	165

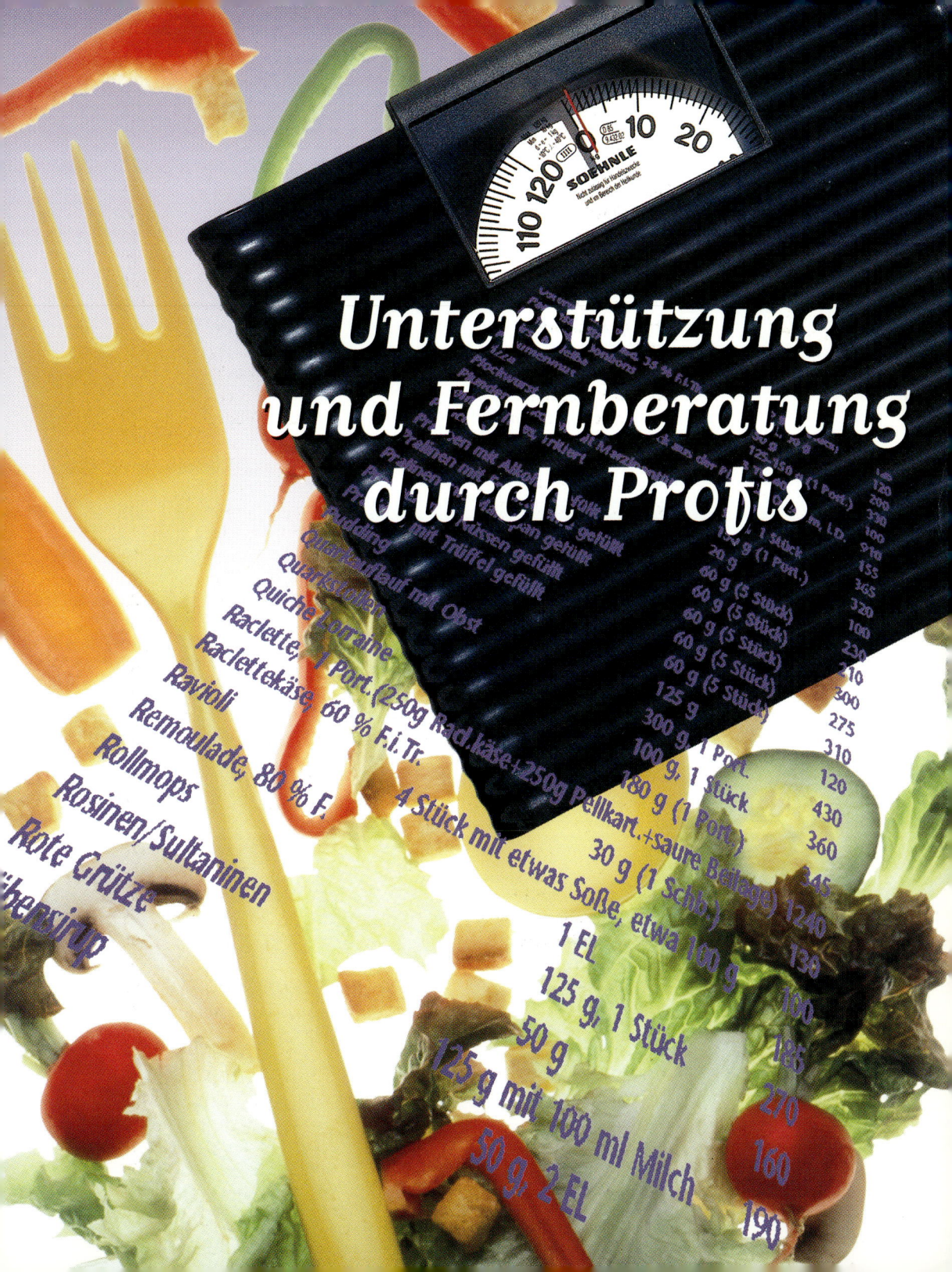

Unterstützung und Fernberatung durch Profis

Zusätzliche Hilfe von außen

Fragen Sie doch mal in Ihrer Apotheke um Rat!

Wenn Sie alleine mit der Diät für Ihr Kind nicht zurecht kommen, bieten sich Möglichkeiten zur Unterstützung an. Ein Weg wäre, in Ihrer Apotheke um Rat zu fragen. Es gibt inzwischen eine Reihe von Apothekern, die sich auf Ernährungsberatung spezialisiert haben. Ein weiterer Tip ist das von Profis erarbeitete Kinder-Ernährungs-Beratungs-System (Kinder-EBS). Hierbei handelt es sich um ein Programm zur häuslichen Gewichtsreduktion im Kindesalter.

Das Kinder-EBS ist ein auf postalischem Weg arbeitendes Beratungskonzept zur Unterstützung der häuslichen Gewichtsreduktion übergewichtiger Schulkinder. Durch schriftliche Fernberatung mit Übermittlung kindgerechter Diätpläne und einer Ernährungs- sowie Aufklärungschulung kann das Kinder-EBS, wissenschaftlich nachgewiesen, eine

Das Kinder-EBS ist eine Familien-Diät.

dauerhafte Gewichtsreduktion bewirken. Das Kinder-EBS wendet sich mit seinem mehrmonatigen Programm innerhalb der Familie gleichzeitig an Kind und Eltern. Zunächst wird über eine ausgewogene, kindgerechte Reduktionskost bei den Kindern eine spürbare Gewichtsabnahme angestrebt, danach soll in der Familie eine bewußte Umstellung von falschen Ernährungsgewohnheiten, die zum Übergewicht geführt haben, erreicht werden. So läßt sich die erzielte Gewichtsreduktion langfristig stabilisieren. Es zeigt sich außerdem immer wieder, daß bei Bedarf auch andere übergewichtige Familienmitglieder zusammen mit dem Kind durch die Teil-

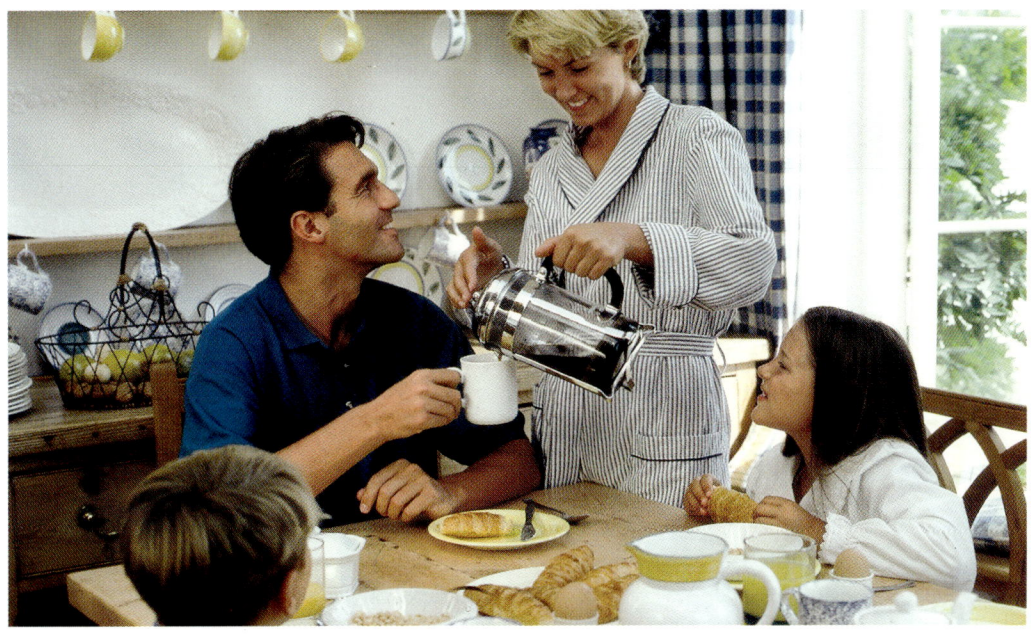

Das Kinder - EBS: ein Abnehmprogramm für die ganze Familie

nahme an diesem Programm ihr Übergewicht reduzieren können, das Konzept ist also als Familiendiät
zu bezeichnen.

Das Kinder-EBS wurde vor einigen Jahren von der
Autorin in Zusammenarbeit mit anderen Ernäh-
rungswissenschaftlern, Diätassistentinnen, Ärzten,
Psychologen und EDV-Fachkräften mit Forschungs-
unterstützung der Europäischen Gemeinschaft
entwickelt und in seiner Wirkungsweise wissenschaftlich erforscht, und ist heute über den Ernährungs-
Beratungs-Service, 82327 Tutzing, Unteranger 1,
Tel: 08158 / 993263, zugänglich. Dort erhalten Sie
weitere Informationen und Auskunft über die
Beratungsgebühren.

Register

Die Deutsche Bibliothek – CIP–Einheitsaufnahme

Schröder, Eva-Maria:
Kinder, lasst die Pfunde purzeln! : wie übergewichtige Kinder schlank und fit werden / Eva-Maria Schröder. - Stuttgart ; Leipzig : Hirzel, 1999 (Erlebnis Gesundheit)
ISBN 3-7776-0932-3

Hinweise

Das vorliegende Buch ist sorgfältig erarbeitet worden. Dennoch erfolgen alle Angaben ohne Gewähr. Weder Autor noch Verlag können für eventuelle Nachteile oder Schäden, die aus den im Buch gemachten praktischen Hinweisen resultieren, eine Haftung übernehmen.

Ein Markenzeichen kann warenrechtlich geschützt sein, auch wenn ein Hinweis auf etwa bestehende Schutzrechte fehlt.

Impressum

Jede Verwertung des Werkes außerhalb der Grenzen des Urheberrechtsgesetzes ist unzulässig und strafbar. Dies gilt insbesondere für Übersetzung, Nachdruck, Mikroverfilmung oder vergleichbare Verfahren sowie für die Speicherung in Datenverarbeitungsanlagen.

© 1999 S. Hirzel Verlag
Birkenwaldstraße 44
70191 Stuttgart
Printed in Germany

Redaktion: Reinhild Berger
Gestaltung und Rezept-Illustrationen:
Nils Hoffmann
Visuelle Kommunikation

Bildnachweis

Bavaria Bildagentur/München: Titelfoto, Seite 4, 8, 13, 15, 16, 18, 32, 34, 36, 37, 39, 41, 45, 46, 49, 54, 57, 72, 91(Salat), 93.
Nils Hoffmann: Seite 6, 10 / 11, 26, 29, 48(2x), 51, 65.
Ellen Hoffmann: Seite 21.